JN179750

SF脳とリアル脳

どこまで可能か、なぜ不可能なのか

櫻井 武 著

ブルーバックス

カバー装幀　五十嵐　徹（芦澤泰偉事務所）
カバー・本文イラスト　ササキエイコ
本文デザイン　齋藤ひさの
本文図版　さくら工芸社

はじめに

「人間は考える葦《あし》である」——フランスの哲学者ブレーズ・パスカル（１６２３〜１６６２）の遺稿集『パンセ』に記された言葉である。

葦は風に揺れると、簡単に折れてしまう。パスカルはそれを人間にたとえて、宇宙の広大さや自然の力と比べて、私たちがいかに小さく無力な存在であるかを述べた。しかし、彼が本当に言いたかったのは、私たちには「考える」という能力があることだ。思考力があるからこそ人間は、物理的な弱さを超え、自己の存在意義や宇宙の真理を探究し、文明を築き上げ、生物界で特異な地位を築くことができたのだ。

いま私たちは宇宙にも進出し、かつてないほど生存領域を広げようとしている。そしてＡＩを生み出し、知的能力を途方もなく拡張する力を手に入れた。しかし生物の進化とは１００万年単位のものであり、私たちの身体というハードウェア自体は、火すら使っていなかった時代からほとんど変わっていない。にもかかわらず今日のような社会や文明が生まれたのは、人間が考えるための「脳」という優れたメカニズムをもっているからだ。

脳には「可塑性」という特性があり、大きな変化に適応する能力がある。ヒトの脳はさらに、前頭前野を発達させ、未来を予測して行動選択が未来に与える影響をシミュレートする機能、すなわち「実行機能」を獲得した。私たちがまだ見ぬ未来を想像し、そのビジョンを実現してきたのには、脳がもつこれらの力が原動力となってきたのである。

こうした未来のビジョンは、しばしば、空想科学小説＝SFという形で描かれてきた。たとえば、いまでは誰もがスマートフォンで手軽にビデオ通話を行うことができるが、ほんの40年前には、それはSFの中にしか存在しない技術だった。SFは決してファンタジーではなく、科学的な理屈をともなったものである。展開されるストーリーが、その作家が設定した世界観やルールと矛盾がないかを確かめながら読み進めるのは、知的なゲームのようで楽しい。

そしてSFを読むことは、未来にどのような技術が実現可能かを示唆する羅針盤を手にすることでもある。なかでも宇宙と並んで昔からしばしばSFのテーマとされてきたのが、「脳」である。私たち人間を人間たらしめてきた脳は、それだけで非常に興味深く、豊かなイマジネーションをかき立てられる存在だからだろう。しかも、脳に関する技術は私たちの生き方や存在自体にも直結するだけに、SFで描かれている未来図がはたして実現可能かどうかは、多くの人の関心を引きつけるのだろう。

とくに、私たちの脳を際立たせる「意識」という機能は、神経科学者たちをも魅了しつづけている。アーサー・C・クラークの古典的名作『幼年期の終わり』では、地球が崩壊したのち、進化した人類が「個」としての存在を超えて集合的な「意識体」（〝オーバーマインド〟）と融合し、宇宙と一体化する。〝人類の子供〟たちは思考を超越し、物理的な制約や、時間の概念すら無意味となる純粋な「存在」の形をとる。私たちの想像をはるかに超えるヴィジョンだが、私はありえない未来だとは思っていない。

本書では、古今東西のSF作品の中から脳を題材にした名作を取りあげて、その実現可能性について、考察を試みることにした。作家の想像力が紡ぎだした未来と、科学者としての筆者の視点が対峙《たいじ》するという意味では、これも一つの知的ゲームといえるかもしれない。

各章で議論するテーマは、およそ以下のようなものである。

◆第1章

多くのSF作品でおなじみのサイボーグは、人体のパーツを人工物に置き換えたものだが、究極的には、脳を含めた中枢神経系のほかはすべて、機械にしてしまうことすら考えられる。しかし、はたしてそれは可能なのか？　そもそも、それをめざすことに意味はあるのか？

◆第2章

ほとんどの人がスマホやタブレットを手放すことができなくなっている現実を見れば、それらを肉体の一部にしてしまう未来を想像するのも自然のなりゆきだろう。脳に電子デバイスを埋め込んで外部と情報をやりとりするといった「電脳化」は、どこまで可能になるのか?

◆第3章

第2章の議論をさらに推し進めて、脳の機能をすべて電子デバイスにしてしまうこと、さらには人間の精神をも、そうした電子頭脳に転送することを考える。人間を人間たらしめている「意識」を移植することは、はたして可能なのか? そのとき「私」はどこにいるのか?

◆第4章

宇宙旅行や未来旅行を扱ったSFではおなじみの「コールドスリープ」(冷凍睡眠)や「人工冬眠」は、リアル世界では実現可能なのだろうか? じつはそこに、脳が大きく関わってくるという筆者らの新研究も紹介する。

◆第5章

SF作品では「記憶の書き換え」はしばしば使われるプロットだ。では、リアルなヒトの脳では、記憶の改竄《かいざん》や書き換えは可能なのだろうか?

◆第6章

「時間」という不思議な概念は、ＳＦでもタイムトラベルやタイムパラドックスなどさまざまな形でテーマとされている。しかし、そもそも時間は実在するのか？　あるいは脳がつくりだした「幻想」ではないのか？　といったことについて考える。

◆第７章

「人間はせいぜい脳の10％しか使っていない」という長く語り継がれている言説は、いまでも多くの人に信じられているようだが、本当に正しいのか？　科学的に決着をつける。

◆第８章

眠らずに活動することができれば、こんなに効率がよいことはない。脳を操作することで、「眠らないヒト」をつくりだすことはできないだろうか？

◆第９章

著しい進化を遂げているＡＩは、いつかは「こころ」をもつようになるのだろうか？　ＡＩ自身とも問答しながら、究極のテーマについて考える。

本書は科学と空想を織り交ぜた、いわば脳についての思考実験といった趣きで書かれているが、「ＳＦに描かれた脳」と比較して「リアルな脳」では、どこまでが可能で、どこから不可能なのかを知ることで、現在の科学で理解されている脳の特性を知ることができるよう構成したつもりである。また、世の中に広まっている脳についての誤解や、いわゆる「都市伝説」を払拭する一助ともなることを期待している。

また、神経科学の分野では、動物の脳の特定の機能をもつ領域を操作する実験が、日常的に行われている。「生物の進化が起こるのは100万年単位」と最初に述べたが、こうした技術を人間の脳に応用して、脳を「人工進化」させることはすでに視野に入ってきている。では、私たちはこれから、脳をどのような方向に「進化」させればいいのか。本書が、そんな未来の可能性について考えるための手がかりにもなればと願っている。

本書の出版にあたり、講談社ブルーバックス出版部の皆様、とくに山岸浩史氏に深く感謝の意を表する。

2024年11月

櫻井　武

目次

第4章 脳は人工冬眠を起こせるか 87

第6章 脳にとって時間とはなにか

第9章 AIは「こころ」をもつのか 205

COLUMN

第1章
サイボーグは「超人」になれるか

宇宙空間に一人取り残されてしまったジェイムスン教授は、
近くの惑星に文明が発生するのを待った。

ニール・R・ジョーンズ
『二重太陽系死の呼び声』（1932年）

米国の作家ニール・R・ジョーンズの『ジェイムスン教授』シリーズは古典的SFの連作で、その第1作『二重太陽系死の呼び声』は1932年に発表された。

ジェイムスン教授は自身の死にあたって、死体をロケット内に密封し、人工衛星の中に保存しておく措置を講じた。それから4000万年が過ぎ、地球人類が滅亡したあと、教授は異星人であるゾル人に発見され、ゾル人の一般的なサイボーグ体として再生された。それは、円錐形で周縁にいくつも眼がついた頭部、四角柱型の胴体、6本の触手、4本の脚という異形《いぎょう》な姿だった。

サイボーグとして再生したジェイムスン教授は、ゾル人たちとともに、宇宙各地を冒険する。『二重太陽系死の呼び声』は、二重太陽系の惑星の周囲をまわる宇宙船に一人取り残されてしまった教授が、その惑星に文明ができて助けてくれるのを数億年も辛抱強く待つという途方もない設定である。

サイボーグとはなにか

「サイボーグ」(cyborg)という言葉は、現在ではかなり馴染《なじ》みのあるものになっている。とくにわが国では、石ノ森章太郎の漫画作品『サイボーグ009』（1964年に『週刊少年キング』で連載開始、1968年よりテレビアニメ化）によって広く浸透したという歴史もありそうだ。サイボーグという概念は、1960年に米国の医学者マンフレッド・クラインズと、ネイザン・S・クラインらが提唱したものであり、もともとは「サイバネティック・オーガニズム」（cybernetic organism）の略語である 参1 。つまり、生命体（organism）と人工のメカニズム（cybernetics）が融合したもの、という意味だ。

なんらかのメカニズムが生体に融合しているという意味では、単純な物理的装具である眼鏡や義歯を装着したヒトはサイボーグとは言いにくいが、心臓ペースメーカーや発声補助器具、電気式人工咽頭などのメカニズムを人体と融合させることは、サイボーグ技術と言ってもよいだろう。人工関節なども、動力や電子制御などはもたないものの、ある種のメカニズムであり、サイボーグ技術としてもよいかもしれない。したがって、初歩的なサイボーグ自体はすでに、実用化されていると言ってよい。

とくに近年では、従来はSF作品の中でしか語られてこなかった各種のサイボーグ技術が、現実のものとなりつつある。たとえば、骨格筋が発する電気信号（筋電）を読み取り、その信号をもとに義手を意のままに動かしたり、義手に取りつけたセンサーの情報を神経へ送り返して感覚を取り戻したりする「筋電義手」は2006年ころから装用が可能になり、すでに実用段階に入っている。将来は運動ニューロンや脊髄の信号（神経活動）を読み取って、義肢を動かすことも可能になるかもしれない。

サイボーグ技術は何のためか

このようなサイボーグ技術には、どのような実用性があるのだろう？

SFでは、それは「超人的な身体能力」を獲得するためのもの、と位置づけられることが多い。そのために、人体の一部、または全部を、強力な人工のメカニズムに置き換えるタイプのサイボーグだ。そうすることで、通常の人類よりはるかに強力な身体能力や、特殊環境における耐久性を獲得できる。つまり「超人」になれる。そういう点でイマジネーションが刺激されて、魅力的なストーリーもつくれるのだろう。

しかし、リアルな社会でまず考えられるサイボーグの目的は、医療である。事故や病気で失われた四肢や、臓器・感覚器などの機能を代替・回復させるためにもちいるもので、さきほど挙げた高度なメカニズムを備えた筋電義手や義肢、人工臓器（人工内耳、人工心臓など）などがある。

だが、超人的な能力を目的とするものも、医療を目的とするものも、技術的には同一線上にあると考えられるため、ここでは同じサイボーグとして語っていく。

また、サイボーグには視覚や聴覚など、感覚系の機能を機械に置き換えて、そこからの情報を脳に入力するといった技術も含まれるが、それらについては第2章でくわしく述べるので、ここでは、機械化した体を脳がどのように制御し、動かしていくかという、脳から見れば、いわば「出力」にあたる部分をテーマにして考えていきたい。

スーツをまとう「装甲型サイボーグ」

まず、人体に直接、メカニズムを埋め込むことはせず、スーツのようなものをまとい、それにモーターやアクチュエーター（人工筋肉）のような動力源を内蔵して駆動するものがある。ロバート・Ａ・ハインラインによる古典的ＳＦの名作『宇宙の戦士』（１９５９年）には、「パワードスーツ」とよばれる兵器が登場する。日本のアニメ作品『機動戦士ガンダム』（１９７９年からテレビ放映開始）の「元ネタ」となったといわれているものだ（ただし、ストーリーに関しては同じハインラインの作品『月は無慈悲な夜の女王』が、ガンダムのルーツかもしれない）。このパワードスーツは、「装甲型サイボーグ」と言ってもよいだろう。

じつは、このタイプのものは現在、すでに実用段階にある。たとえば筑波大学の山海嘉之《さんかいよしゆき》教授が2004年に設立したCYBERDYNE《サイバーダイン》社は「ロボットスーツ」を製造している。「HAL」(Hybrid Assistive Limbの略)とよばれるそれは、筋肉が収縮する際の電気的な活動、すなわち筋電を読み取って、動かしたい方向に身体が動くようにモーターで補助することで身体機能を増強するパワードスーツであり、2015年に厚生労働省より製造・国内販売が承認されている。これにより、本来のヒトの運動機能を超える強い力を出したり、けがや疾患、加齢などで衰えた機能をサポートしたりすることができる。

このように人体の外部に取りつけて動作させる「装甲型」のサイボーグは、人体にメカニズムを融合させる「埋め込み型」とはちがい、人体そのものに侵襲的な操作を加えることはないので、拒絶反応を起こす危険がない。また、埋め込み型には、人間が人間の都合で人体の構造を変えていいのか、あるいは能力的な格差を生みだしていいのか、という倫理面での問題があるが、装甲型にそうした心配はない。そして装甲型でも、強度とパワーを強化すればもちろん、人体強化の目的にも使えるだろう。

このように、「装甲型」のサイボーグには利点が多いのだが、パワードスーツなどと乗り物との境界は、線引きが微妙であり、本当にサイボーグと言っていいのかという疑問もなきにしもあらずだ。やはり、ＳＦで描かれる本来のサイボーグ技術は「埋め込み型」というイメージが強いので、次にその実現性をみていこう。

「埋め込み型サイボーグ」の実現性

古典的なＳＦによく登場するのはなんと言っても、体の一部または全部を人工的なメカニズムに置き換える「埋め込み型サイボーグ」だ。しかし、じつはリアルな現実世界においても、こうしたサイボーグの開発が進められている。たとえば米国のＤＡＲＰＡ《ダーパ》などでは、「埋め込み型」を軍事目的に利用する研究が行われている。兵士の身体能力を大きく強化するという目的のほかに、戦闘において外傷を負った兵士にサイボーグ手術を行うことで、すばやく戦場復帰させることも想定されている。

『攻殻機動隊』や『銃夢《ガンム》（ＧＵＮＮＭ）』などの人気ＳＦ漫画には、中枢神経系（脳と脊髄）以外をすべて人工的なものに置き換えたサイボーグが登場する。もしかしたら、脳を搭載する「入れ物」となるメカニズムは、なにも人体と同様の形状をしている必要はないのかもしれない。軍事利用ということでいえば、戦闘機や戦車のような兵器に、脳を搭載して動かすということも想定できる。では、はたしてこうしたことは実際に可能なのか、考えてみよう。

まず、四肢の機能を機械に代替させることはできるのだろうか。

骨格筋の活動によって発する筋電を検知して、モーターやアクチュエーターを動かす信号として利用することは、比較的容易だろう。しかし、そのためには当然ながら、筋肉を含む四肢が残存していなければならないが、「脳と脊髄以外の肉体を機械化する」という前提であれば、筋肉は残っていない。また、医療目的で四肢の代替として人工的なメカニズムを装備するのであれば、四肢を失ってしまっている場合も多い。

すると、ほかになんらかの方法で、運動のときに出力される信号を読み取る必要が出てくるわけだが、そのようなことは可能だろうか？

ニューロンの活動電位は読み取れるか

そもそも動物は、どのようなシステムで動いているのだろうか。ここで、その概略をみていこう。

私たちの筋肉は、脳からの指令で動いている。筋肉を動かすことに直接的に関わっているのは、大脳の前頭葉の後ろ側にある「一次運動野」という部分だ。

ヒトの脳は、1000億近い神経細胞（以下は「ニューロン」と記す：図1-1）で構築さ

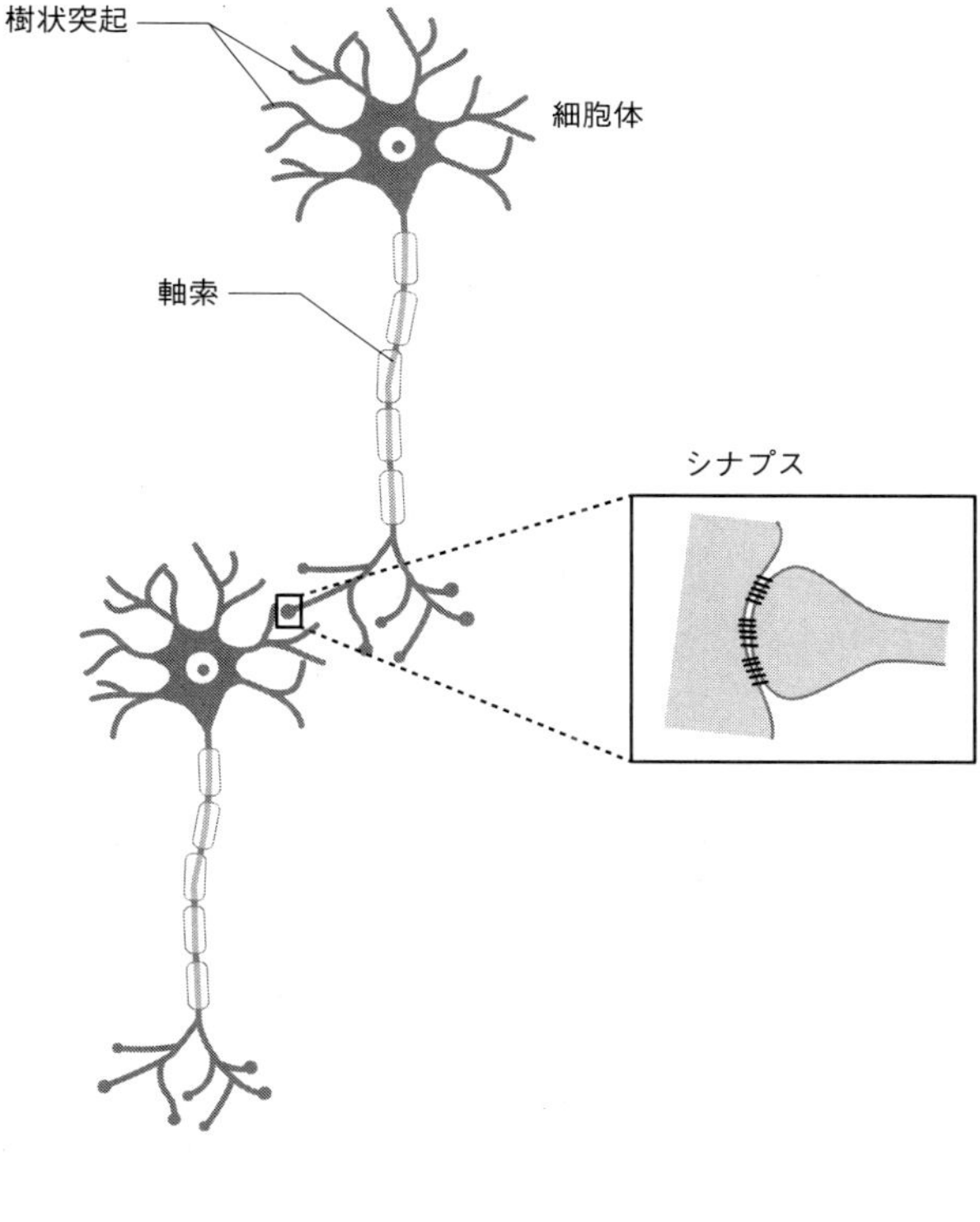

図 1-1　ニューロンのしくみ

れていて、高次機能をつかさどる大脳皮質だけで140億個のニューロンが稼働している。ニューロンどうしは「シナプス」とよばれる構造によって接続されている。情報の送り手側となるニューロンは「軸索《じくさく》」とよばれる突起を伸ばし、情報の受け手側のニューロン上の「樹状《じゅじょう》突起《とっき》」とよばれる構造に、シナプスを介して接続している。軸索では、「活動電位」とよばれる電気的な信号の発火がドミノ倒しのように伝えられ、それが軸索の末端に到達すると、「神経伝達物質」と総称されるさまざまな脳内物質が、シナプスの隙間（シナプス間隙《かんげき》）に放出される。活動電位の発火頻度や、神経伝達物質の放出量は、情報の重要な要素である。

シナプス間隙で拡散した神経伝達物質は、次のニューロンに存在する「受容体」とよばれる分子に作用し、そのニューロンに特有の応答を引き起こす。一つのニューロンは、数万個のシナプスから情報を受け取っており、そのシナプス一つ一つも、必要に応じて情報伝達の効率を変動させている。これにはタンパク質の合成や遺伝子の発現も関わってくる。つまりニューロンは、電気の性質を使って情報を処理しているのはたしかだが、電気そのものを使っているわけではなく、電気的な力と、細胞内の分子の相互作用を利用しているのだ。そしてニューロンどうしの連絡には、神経伝達物質がもちいられている。

大脳皮質から出力を送るニューロンは、「錐体《すいたい》ニューロン」とよばれる。一次運動野の錐体ニューロンは、とても長い軸索を送り出している。この線維は、脳幹で交叉して反対側の脊髄を降りていき、「前角《ぜんかく》」という部分にある「α運動ニューロン（または下位運動ニューロン、二次運動ニューロン、あるいは単に運動ニューロンともいわれる）」という別のニューロンに、シナプス接続する。α運動ニューロンから伸びる軸索が「運動神経」である。運動神経は脊髄の「前根《ぜんこん》」から出ていき、「後根《こうこん》」と合流して末梢神経の束の中を走り、特定の骨格筋に到達する。

α運動ニューロンが興奮すると、活動電位が発生する。活動電位は運動神経をつたわり、「終板《しゅうばん》」というシナプスのような構造で骨格筋と接続する。この軸索の先端からはアセチルコリンという神経伝達物質が分泌されて、それが骨格筋に作用し、筋肉の収縮を生む。これが運動のメカニズムである（図１－２）。

このように言うと、ならば運動神経を人工の義肢に接続すれば、その軸索末端に生じた活動電位を検知して、アクチュエーターを動かすことが可能になるのではないか、と思われるかもしれない。そうすれば、「埋め込み型サイボーグ」も、現実味を帯びてくる。だが、ことはそう簡単ではない。

運動神経は、「末梢神経」とよばれる神経線維の束の中を走っている。末梢神経は数万本以

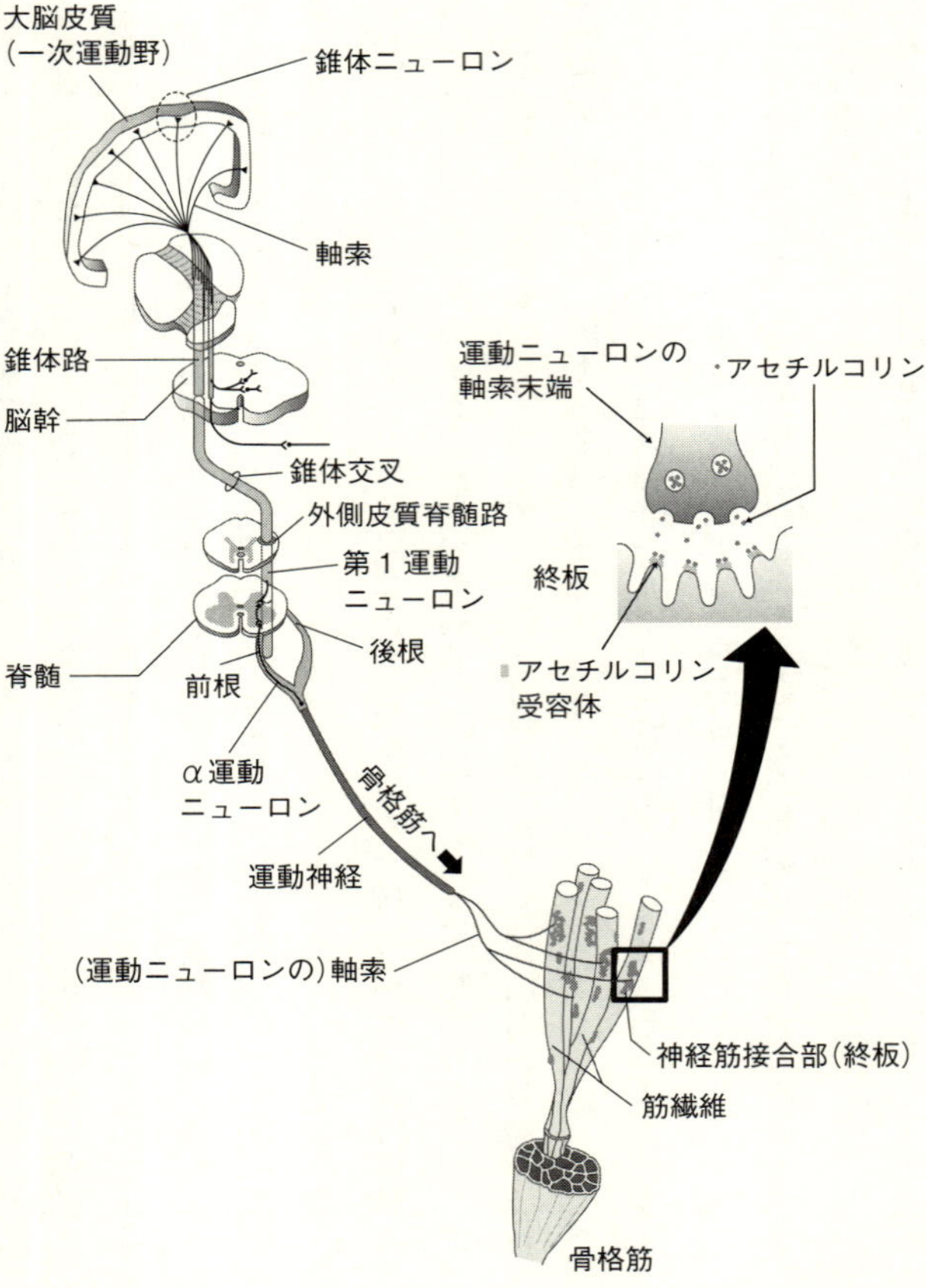

図 1-2　脳が筋肉を動かすしくみ

上の軸索の束であり、そのなかには運動神経だけでなく、感覚神経の軸索も含まれている。また、運動ニューロンの軸索は、それぞれが何本かの筋線維に接続していて、独立した機能単位として働いている。

つまり末梢神経は単なるケーブルではなく、そこに含まれる多数の軸索は、一本一本が別々の機能をもっており、独立した情報を運んでいる（情報は活動電位の発生頻度でコードされている）。本来の生体がもっている繊細な筋力をコントロールするには、そうした何万本もある軸索のそれぞれの活動電位を、分離して検出する必要があるのだ。そのように複雑なものをなんらかのメカニズムに接続することは、技術的にきわめて難しい。

とはいえ理屈の上では不可能ではないので、いつかテクノロジーが飛躍的な進化をとげて、末梢神経の運ぶ多種類の軸索の活動電位をすべて完全に読み取り、要素に分解して解析する技術が確立されるかもしれない。そこから運動神経がコードする情報を抽出してアクチュエーターを制御するための情報とすればよい。だがそのとき、本来の生体機能とはかなり異なるそのようなメカニズムを、脳が正確にコントロールできるようになるまでには、かなりの学習が必要になるだろう。

サイボーグは「超人」となりうるのか

ＳＦ作品に登場するサイボーグは、人間のもつ「柔軟な対応力」や「正確な判断力」、そして、最良の選択肢を本能的に嗅ぎ分ける「直感」などの〝機械にない能力〟を肉体の代替である機械に埋め込むことによって、人間と機械の強みをあわせもった超越的な存在というコンセプトでつくられているものが多い。

しかし近年のリアル世界での状況をみれば、これはＡＩのもつ能力を甘く見積もった考えであったと言わざるをえない。いまや「正確な判断力」は、囲碁や将棋のＡＩとヒトの対戦や、自動車の自動運転化などをみても、コンピュータのほうにはるかに分があることは明らかである。これらに求められるのは大量の情報から最適解を選択する機能であり、ヒトの脳でいえば大脳皮質が担当する機能といえるが、情報処理の速さゆえ、ＡＩが最も得意とするところなのだ。そして、その正確性や演算速度は、今後も急速に進化していくだろう。

また、ヒトの直感が機械に比較して正しいことが多いかといわれれば、否と答えざるをえない。ヒトの判断には、つねに誤りがつきまとう。そもそもヒトが歴史上、いくつもの大事故を起こしてきたのは、判断ミス、つまりヒューマンエラーによるものであることが多い。とくにヒトの直感による未来の予測は、非常に正確度が低いといえる。精神状態や感情の影響によるミスも多い。多くのデータを瞬時に客観的に分析できるＡＩのほうがはるかに、正しい結論を導きだす能力に長《た》けていると言ってよい。「機械が誤作動したら怖い」などという考えは、もう過去のものなのだ。現在でも自動運転車は危険だと考えている人は依然として多いだろうが、すでにヒトが運転するよりも、はるかに事故の確率は小さいはずだ。

こうして考えてみると、サイボーグに「ヒトならではの判断力や直感」がそなわることを、メリットとして考えるのは違和感がある。もしもＡＩにはなく、ヒトだけに固有のものがあるとしたら、それは心情的なものであり、「同情」や「人情」といった、合理性とは異なる基準で判断することも可能であるということだろう。しかし、それすらも、多くのデータを学習させれば、ＡＩにもこなせるようになるはずだ。

また、過酷な環境での使用や、兵器としての使用となった場合、サイボーグがもつヒトの脳の脆弱《ぜいじゃく》さが問題となるだろう。いかに強固なシェルで防御したとしても、脳は密度の異なる多くの構造が集まってできているので、大きなインパクトや、強烈な加速Ｇを与えられれば歪みが生じて、びまん性軸索損傷とよばれる重篤な脳損傷を引き起こす。また、大きなインパクトを頭部に受けた場合の脳損傷はそもそも、脳が頭蓋骨の内側に衝突することによって起こる。強固な人工頭蓋骨があっても、こうした損傷を防ぐのは困難だ。ボディーが高い身体能力をどれだけもっていても、生身の脳を保護することは、想像以上に難しいのだ。

サイボーグの次にくるもの

その点、ＡＩのほうが全体として、はるかに強靱につくれるはずだ。もはや「ヒトの脳」を司令塔にしてメカニズムを動かすサイボーグは、少なくとも作業用や兵器としては、意味をなさなくなるのではないだろうか。判断も含めて、これからはＡＩにまかせるほうがよいと考えられる。そうなれば、ＡＩロボット（ＡＩを搭載したロボット）のほうが先に進化していく可能性が高い。

ＡＩロボットなら、ヒトが遠隔操作によって関与することが可能であることからも、次世代

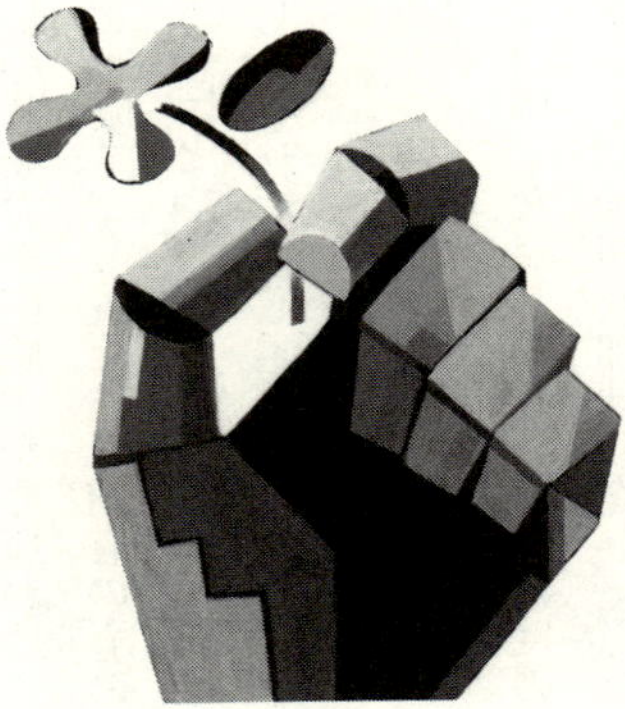

の「超人」はサイボーグではなく、遠隔操作された兵器や、自律型ＡＩロボット、あるいはそれらを組み合わせたものになると思われる。現代の戦争でも、戦地に飛んでいくのはヒトが操縦する戦闘機などよりも、ドローンのほうが主役になりつつある。実際に、２０３０年代には兵士の半数がロボットになるだろう、との予測もある。

したがって、近未来のサイボーグは、難しい作業用や兵器としての用途よりも、最初に紹介した障害や疾患などを治療する医療目的が重要になってくるはずである。

冒頭で紹介したジェイムスン教授のシリーズでは、身体が老化しなければいつまでも生きられるといった設定が垣間見られるが、実際にはもちろん、脳も老化し、残念ながら機能は低下していくはずだし、当然、脳を機械の体に埋め込んだサイボーグにも人間と同様に、寿命があるはずだ。本格的な不老不死の可能性を機械と融合することで探るとしたら、サイボーグに期待するよりも、第３章で論じている「意識の電子化」のほうに、より実現性はあるだろう。

むすび

サイボーグもＳＦのテーマとしては数多く扱われている。有名な作品だけでも、サイボーグ化された警官の活躍を描いた映画『ロボコップ』（１９８８年）、石ノ森章太郎原作のテレビ番組『仮面ライダー』シリーズ（１９７１年〜）など、一般によく知られているもののほかに、米国のテレビドラマ『６００万ドルの男』（１９７３年）、日本では平井和正の短編小説『サイボーグ・ブルース』（１９６８年）や、士郎正宗原作の漫画・アニメシリーズ『攻殻機動隊』（１９８９年）など、枚挙にいとまがない。メカニズムと生体が融合した結果、超人的な能力を発揮できるというＳＦ的な面白さと、そのような身体能力をもっていても脳はヒトであることの矛盾からくるドラマ性ゆえなのだろう。

参考文献

参1 M. E. Clynes and N. S. Kline: Cyborgs and Space, Astronautics, September, 26/27 and 74-76 (1960)

第2章 脳は電子デバイスと融合できるか

さて、どこへ行こうかしらね。ネットは広大だわ。

士郎正宗『攻殻機動隊』（1989年）

日本の漫画家・士郎正宗による『攻殻機動隊』は高度なハードSFであり、実写映画やアニメにも展開されて世界中のコアなファンの支持を得ている。舞台は、「第3次核大戦」および「第4次非核大戦」が勃発したあとの近未来の日本。二つの大戦中に急速に発展した「義体化」とよばれるサイボーグ技術（第1章参照）や、外部との情報通信を可能にする電子デバイスを脳に埋め込む「電脳化」の技術などによって、仮想電脳空間への意識の移行をリアルに描くなど、1980年代の作品とは信じがたいほど、先見的な設定が盛り込まれている。

もし脳に直接、リンクできたら

電車の中で、ほとんどの人が脇目もふらず、スマホ画面に見入っている。20年前にはなかった光景だが、いまではすっかり見慣れたものになった。街に出れば、歩きスマホはもとより、自転車に乗りながら、さらにはクルマを運転しながらスマホを見るという危険きわまりない違法行為を犯す人を見かけることすらある。何が人を、そこまでスマホに惹きつけるのだろう？人はリアルな世界よりネットの世界に興味をもつようになってしまったのだろうか？

もともと動物には本能的に、身の回りの環境に興味をもって、情報を収集するという性質がある。〝情報弱者〟は淘汰される世界で進化してきたからだ。つまり自然界では、冒険をしてでも情報を探索した者が、食物を獲得するチャンスをより多く得ることができた。ヒトは自分の感覚器官だけでは、せいぜい数百メートルの範囲しか観察することができないが、インターネットにはＰＣやスマホという端末を通して、地球全体の情報をほぼリアルタイムで観測できるポテンシャルがある。もちろんネットには役に立たない情報も氾濫しているが、ときに自分にとって意味のある情報をゲットしたときには、脳内報酬系が働いて快感がもたらされ、その行動は条件付けされる。人々がスマホの画面にくぎ付けになるのには、こうした背景があるのかもしれない。もはやスマホは感覚器官の一部のようなものであり、ネットにつながれないと、感覚の一部を奪われ、世界から取り残されたかのように感じるのだろう。一日の時間の多くをスマホの画面やＰＣのブラウザを見つめて過ごし、耳にはイヤホンを入れてデジタルデバイスがつくった音を聴きながら過ごしているとしたら、私たちはすでにネットワークの中、いわば電脳空間に生きているともいえる。

　しかしこれらは、私たちのもっている感覚器官に、その器官が受容する種類（モダリティ）の物理的刺激、つまり光や音を使って〝擬似情報〟をつくり、入力しているにすぎない。それに、スマホやイヤホンなどの外部デバイスを使わなければ情報を収集できないというのは、なんだか不完全な気がする。情報を神経系に直接、与えることによって、脳に情報をインプットすることはできないものだろうか？　クラウドにあるＡＩや外部記憶装置に、脳が直接リンクして、外部デバイスを使わずに膨大なデータベースにアクセスできたり、ネットワーク上で会議ができたり、さまざまな外国語をリアルタイムで翻訳できたりしたら、どんなに便利だろうか？　この章では、そのような「電子デバイスと脳を直接リンクする技術」は将来、実現するのか、についてお話ししていきたい。

生体システムと電子デバイスはまったく違う

現在使われているコンピュータは、二進法をもちいた「フォン・ノイマン型」とよばれるものだが、生体における脳の作動原理は当然ながら、それとは根本からまったく異なっている。リアルな生体の脳は、アナログ的な情報処理も、デジタル的な情報処理も、同時に行っている。したがって電子デバイスを生体システムにそのまま接続することには、想像以上の困難が立ちはだかる。

たとえば感覚系は一般的に、受容細胞と、それにつながって信号を脳に伝える神経系からできあがっている（図２－１）。前述のように、いまのスマホやイヤホン、あるいはヴァーチャ

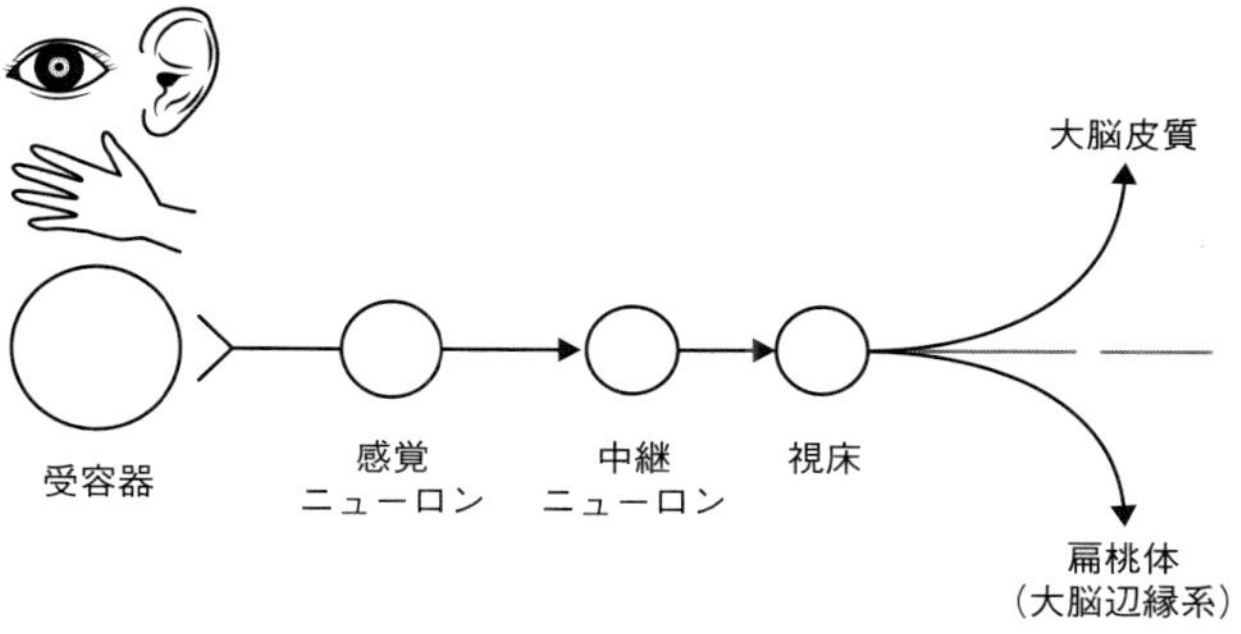

図 2-1　感覚系のしくみ

ルリアリティとよばれる技術は、それぞれの受容細胞が本来受容する刺激（視覚なら光、聴覚なら音）をもちいて、感覚系を刺激しているにすぎない。電気的な信号に変換したデジタルデータをそのまま視覚野にインプットしたり、聴覚野でオーディオ情報として展開したりして、脳に直接操作を加えてヴァーチャルな感覚を創造することは、現状ではきわめて困難なのだ。

では、脳ではなく、感覚器官の受容細胞からの情報を受け取っている末梢神経に接続し、刺激するのはどうだろう？　脳に直接電子デバイスをつなぐよりは、はるかにハードルは下がるだろう。末梢神経を正しいタイミングと頻度で刺激できれば、あとは生理的な経路で脳に情報を送れるからだ。末梢神経にデバイスを接続して超音波などの物理刺激を与え、触覚や温痛覚などの体性感覚を模倣したり、ヴァーチャル体験として体性感覚を感じさせたりすることは、かなりの程度まで可能だろう。

しかし、視覚や聴覚、平衡感覚、味覚などの「特殊感覚」といわれる感覚を操作するのはかなり難しい。視覚を例に考えれば、視覚器の末梢神経である視神経には、100万本もの軸索が含まれている。それぞれの軸索の活動電位の発火頻度が、さまざまな視覚情報をコードしている。それぞれが伝えている情報を正しく見分けて信号を伝えるのは、想像を絶する難しさだ。また、大脳の後頭葉にある視覚野（↓コラム1）は、乳幼児のころまでに網膜や視神経を含む視覚系からの入力によって発達し、完成したもので、入力を処理するために最適化された、きわめて複雑な構造をもっている。この視覚野に、本来の視覚系からの入力を正確に模倣した入力を行う必要があり、これもきわめて困難だろう。

視神経への入力でさえそうなのだから、ましてや大脳皮質に直接、電子デバイスを装着して視覚情報を出し入れするなど、現状では夢物語にすぎないというしかない。それは、電子デバイスの技術ということ以上に、脳の情報処理システムそのものについての理解が、まだごく初歩的なところにとどまっているからだ。

とはいえ、もしも外部デバイスなしでネット情報にアクセスしたり、デジタルデータを脳内で処理したりすることができるようになれば、その便利さははかりしれない。なんとか実現に近づける可能性は見出せないものだろうか？

脳のアウトプットをどう読み取るか

脳と電子デバイスを融合させるには、（インターフェースを介して）相互に情報のやりとりができることが必要だ。つまり、脳へのインプットとアウトプットの両方を考えなくてはならない。

まずは、脳が出力する情報（アウトプット）を、どのように電子デバイスに取り込めばよいかを考えてみよう。

脳の機能を非侵襲的に読み解くために現在もちいられているのは、ＰＥＴ（陽電子放出断層撮影）やｆＭＲＩ（機能的磁気共鳴画像法）などの脳機能画像解析技術である。これらは、脳の局所における代謝状態や、血流の変化を見ることで、その部分の脳機能の変化を読み解く技術である。これらにより、脳が特定の情報処理をしているとき、空間的にどのような活動パターンとなるのかを解析することが可能となる。

しかし、これらはかなり大規模な装置であるにもかかわらず、現状では、空間的にも時間的にも分解能がまったく足りず、特定の動作や思考をしているときの脳活動をリアルタイムで解析し、正確に判定することは不可能だ。将来はダウンサイジングと性能の向上が期待はできるが、生体に埋め込むほど小さく、また高性能になるには、かなりの技術革新が必要だろう。

一方で、もっと原始的な方法として脳波の測定がある。脳波なら、ほぼリアルタイムで脳の機能をモニターすることができる。しかし、頭皮の表面に置いた電極からとった脳波は、非常に多数のニューロンの活動がつくった電場の変化の総和を見ているので、個々のニューロンが発した情報として解読（デコード）するのはきわめて困難だ。

だがここで、電極を頭皮の表面ではなく、大脳皮質の表面近くに置いた皮質脳波（ECoG）であれば、より狭い範囲で見ることができるので有利になる。すでにロボットアーム、ビデオゲーム、コンピュータ画面上のカーソルなど、皮質脳波からアウトプットされた信号を外界の何かを制御する信号に変換する研究は数多く行われており、全身の運動に関わる前頭葉の運動野に電極を配置して、行動を出力する試みも行われている。

たとえば発声も運動の一種だが、カリフォルニア大学などによる研究チームは、皮質脳波から言葉を生成する研究を進めている[参1]。これは、発声に関わる筋肉への指令を出す脳の働きを皮質脳波から推測して、テキストを生成するという試みだ。脳卒中により構音障害と痙性《けいせい》四肢麻痺を患っている参加者を対象に、皮質脳波を検知する電極を脳に埋め込み、深層学習により皮質脳波から情報を抽出し、被験者が話そうとしたことをコンピュータ上のテキストデータとして表示する。実験では、ある質問文を参加者に見てもらい、その答えを考えてもらって皮質脳波をリアルタイムに解読したところ、1分間に15語程度の単語を読み取り、47・1％の精度で単語を分類したという。研究が進めば、より多様な表現を解読できるようになるだろう。

しかし、やはり現状の脳波では、多くのニューロンがつくった電気活動の総和を記録しているので、そこから一つ一つのニューロンの挙動を分解して、解析するのは空間分解能の問題があり、困難である。

理想は、やはり一つ一つのニューロンの働きをモニターすることだ。超高密度かつ繊細な電極と、超高速のデータ処理システムが開発できれば、もしかしたらそれは可能になるかもしれない。現在の電子デバイスの進化を考えれば、それが実現する未来は十分にありえると思われる。実際に動物実験の世界では、きわめて高密度に電極を設定したプローブ（微小電極）が使われるようになっていて、特定の脳領域において、多数の神経細胞の活動を同時に記録することが可能になっている。さらにテクノロジーが飛躍的に進化すれば、脳内にある１０００億個のニューロンの活動電位をすべてモニターし、それらの発火パターンをリアルタイムで解読するシステムができてもおかしくはないだろう。

イーロン・マスク率いるニューラリンク社（Neuralink Corporation）のように、莫大な研究資金を投入して侵襲式のブレイン・マシン・インタフェースを開発している研究機関もある。ニューラリンクは実際に、四肢麻痺患者を対象に「テレパシー」とよばれる電子デバイスを大脳皮質に埋め込んで、コンピュータを直接操作する試みを２０２４年1月に開始している。

脳にどのようにインプットするか

次に、脳へ情報を入力すること（インプット）を考えてみよう。生体のニューロンと電子デバイスは作動様式がまったく異なると述べたが、唯一の共通項は、作動原理として電気を使うことである。したがって、電気を使って神経系を操作する、あるいは、電気信号をもちいて脳の機能をモニターすることは、ある程度は可能なのだ。これは電子デバイスと生体脳の融合を考えるうえで、大きな希望となる。

実際に、ニューロンを電気刺激によって操作する試みは、動物実験では長い歴史をもっている。ラットなどの特定の脳部位に電極を刺入《しにゅう》して、電気で刺激することにより、どのような影響が起こるかを見る実験はかつて数多く行われてきた。ヒトにおいてもすでに１９７０年代には、精神科医ロバート・ヒースが脳に電極を設置し、精神疾患を治療しようとしていたし、現在では、脳深部刺激療法（Deep Brain Stimulation, ＤＢＳ）がさまざまな疾患の治療に使われている。とはいえ、これらは現時点ではまだ、かなり粗大な操作と言わざるをえない。

しかし進化的に古い脳部位、たとえば脳幹や視床下部などでは、同一の機能や性質をもったニューロンが集中して存在している神経核が多く、そういった部分に電極を刺入して機能を調整することは十分に可能だろう。たとえば青斑核《せいはんかく》という部分には、ノルアドレナリンをつくりだすニューロンがあり、縫線核《ほうせんかく》にはセロトニンをつくりだすニューロンが存在するが、これらを電気的に刺激すれば、落ち込んでいる人を明るい気持ちにさせるなど、気分を調整することができるかもしれない。ノルアドレナリンやセロトニンは気分に関わっている物質であり、実際、これらに影響をあたえる薬物を投与すると、ヒトや動物の気分に大きく影響することが知られており、精神疾患の治療などに使われている。

これらのニューロンを適切に操作するには、どのくらいの発火頻度でどのように活動するか、といった詳細なデータをもとに、実際の活動状況をモニターしながら緻密に制御していく必要があるが、うまく最適化した刺激があたえられるようになれば、人の気分を自由に調整することができるようになるかもしれない。

そのほかには、睡眠や覚醒をつかさどる神経回路も、かなり明らかになってきている。脳深部にある視床下部にある視索前野とよばれる部分には、睡眠を開始させるニューロン群があることが知られていて、これを興奮させることで睡眠を起こしたり、脳幹の覚醒に関わる部分に刺激を加えて覚醒を起こしたりすることも、自由自在にできるようになるかもしれない。

また、第4章でくわしく述べるように視索前野には、冬眠状態を引き起こすニューロン群も存在するので、これらを興奮させることにより人工冬眠を誘導することも考えられる。

将来的には、脳深部のさまざまな場所に超微細な電極を埋め込み、それぞれを適切な強さとタイミングで制御することにより、脳のあらゆる機能を外部から適切に調整できる、いわば「ブレイン・コンディショナー」のような装置もできるかもしれない。さらに、もしかしたら、これをスマホのアプリから操作して自由に気分を変えたり、眠ったり、果ては冬眠したりすることができる社会がやってくるかもしれない。

ニューロンよりもハードルが下がる「カラム」

しかし、ここまでみてきたような脳の操作は、いわば脳の「作動モード」を変えているにすぎない。気分や、睡眠・覚醒の操作はできたとしても、「情報」そのものを脳から出し入れすることとは、意味合いがまったく異なる。デジカメの映像を直接、脳内に送って再生したり、インターネットの情報を直接、脳に取り込んだりすることは、可能になるのだろうか？

もしも、ニューロンの機能を完全に模倣できる、きわめて微細な演算装置（マイクロマシンあるいは、さらに微細なナノマシン）がつくれたとしたら、どうだろう。ニューロンには情報を受け取る樹状突起と、情報を送り出す軸索がある。軸索は基本的に１本のみだが、樹状突起はニューロンの種類によってきわめて多様で、また多くの情報を受け取っている。樹状突起に他のニューロンからの軸索が接続している部分がシナプスである。この構造をマイクロマシンで模倣するとしたら、10μm（マイクロメートル）程度の小さなマシンに、数万という軸索から送り込まれる情報を読みとるメカニズムを搭載しなければならない。さらに受け取った情報を演算して、適切な出力を軸索に相当する構造に送り出さなければならない。もしも大脳皮質にある１４０億ものニューロンの一部をそんなものに置き換えることができれば、マイクロマシンに電気信号をワイヤレスで送受信するWi‐Fiのような機能を接続し、外部のデータベースやネットワークとつなぐことで、外界と情報をやりとりできる「電脳化」が可能になるだろう。

しかしながら、リアルな生体脳においては、10μm程度という微小なニューロンそれ自体が、高度な演算装置であり、多くの情報を受け取り、処理し、出力するだけではなく、つねに学習もしている。そうしたことまで模倣しなければならないことが、マイクロマシンをつくるうえでは大きな困難として立ちはだかるのだ。

だがここで、脳の構造上の特徴が、味方になる可能性がある。

脳では、領域によっては、ニューロンよりもずっと大きな構造が、機能的な単位をもっている場合がある。たとえば、一次視覚野（↓コラム1）の細胞は、特定の傾き（方位）をもった線分に選択的に応答する（方位選択性）ものが集まっている。また、左右の眼への選択性（眼優位性）をもつ集まりの存在が知られている。こうした機能的単位は数十万個のニューロンから構成されており、「カラム」とよばれている。明確なカラム構造は視覚野にみられるが、視覚野以外にもおそらくカラムに相当するものがあり、「マイクロカラム」ともいわれている。これらカラム構造は、それぞれ特定の情報を処理し、幅広い脳領野の共通な機能単位として動作している可能性が高い。

カラムを模倣する電子デバイスを開発することは、ニューロンを模倣する電子デバイスをつくるよりも、ハードルはかなり下がるだろう。それを脳に埋め込むことでいつかは、脳と外部端末が直接、情報をやりとりする日が来るのかもしれない。実際に、大阪大学の三浦典之《のりゆき》教授らの研究グループは、０・１㎜角ほどの大きさの〝粉末コンピュータ〟の開発をめざしている。このようなコンピュータのダウンサイジングが進めば、多くの軸索の神経活動をモニターして演算し、それを人工軸索のようなもので他の脳領野の特定のカラム構造に送り届ける、といったことも可能になるかもしれない。もちろんそれには、コンピュータのダウンサイジングとともに、大脳皮質の情報処理システムを現在とは比較にならないほど詳細に解明する必要がある。

大脳皮質のカラムを選択的に操作できるデバイス技術が進歩すれば、脳表に埋め込んだデバイスからカラムの活動を３次元的に読み取ったり、それに操作を加えたりすることも可能になるかもしれない。しかし、脳に人工物を埋め込むというと、危うさを感じる方も多いだろう。そこで他の方法として、電子ビームをもちいて、高精度に設定した座標を目印に操作できるようになる可能性もある。電気だけではなく、光で操作することも可能になるかもしれない。実際に現在でも、マウスなどの動物実験をもちいる神経科学の世界では、特定のニューロンに光受容体を発現させて操作することは日常的に行われている。レーザー光であれば、さらに正確に空間的位置を決めた操作が可能かもしれない。しかし、電子ビームやレーザー光はエネルギーをもっているので脳組織を透過するときに損傷を与えてしまう可能性があり、むしろ、ごく微細なデバイスを要所に埋め込むほうが有利な可能性もある。

脳機能の拡張はヒトを変えてしまうのか

では、もし以上のようないくつもの無理難題を乗り越えて、完全な形で脳と電子デバイスの融合が可能になったら、ヒトはどのような存在になるのだろうか。

外部の端末をもちいず、自由にクラウドサーバー上のデータベースにアクセスすることで、超人のような知的能力を発揮できるようになるのだろうか？　天才アスリートやミュージシャンの運動パターンをインストールすることで、だれもが超人的な記録をのこし、超絶技巧の演奏をしてみせることができるのだろうか？

しかし、ここで問題になるのが「ワーキング・メモリー」（作業記憶）の容量である。たとえ脳に直接、視覚や聴覚などの情報を入力できても、最終的にそうした情報が意識にのぼるためには、ワーキング・メモリーを使って情報を認知する必要がある。ワーキング・メモリーとは前頭前野に存在する機能で、私たちが思考したり、認知したりするために重要な働きをしている。コンピュータでいえば、ＣＰＵに内蔵されたレジスタのようなものであり、リアルタイムで情報を処理しているが、その容量は小さく、保持している時間も非常に短い。じつは、ヒトのワーキング・メモリーの容量はきわめて小さく、数字でいえば、せいぜい9個程度の数の列を記憶できる程度なのだ。

つまり、思考や認知の処理には限界がともなう。かりに他の脳部位が外部デバイスとの接続によって大容量の情報を高速で扱えるようになったとしても、最終的にそれを使って考えたり感じたりする能力は、ワーキング・メモリーの容量によって制限されてしまうのだ。それだけのデータを処理する能力は、ヒトの前頭前野はもっていないだろう。現代人の多くはスマホに釘付けになると外界への注意がおろそかになっていることを考えると、電脳化によって脳が直接ネットに接続できるようになったら、もはや生身の前頭前野では情報を処理しきれなくなるかもしれない。

それならば、ワーキング・メモリーも外部デバイスによって高速化したり大容量化したりすればよいのではないか、と思われるかもしれないが、前頭前野の機能は私たちの意識や自我そのものを支えるものでもあり、ここをいじってしまうと、もはや自分ではない何者かになってしまう危険もある。前頭前野の機能は領域ごとにさまざまだが、自我や道徳心、向上心、意欲、人格に関係しており、それらがワーキング・メモリーとも密接に関わっているのだ。

記憶に関しても、電脳化はヒトのあり方を決定的に変えてしまう可能性がある。電脳化が可能になれば、記憶の一部を外部記憶装置にゆだねることすら可能になるだろう。本来、ヒトの記憶は曖昧《あいまい》であり、成立にも時間がかかり、また、時間が経つほど入り混じりながら物語が構築されていく。大筋で正しい記憶も、書き換えられ、変容していく。しかし電子デバイスには、短時間で記憶がアップロードされ、記録された記憶はきわめて正確に維持される。もちろん暗記ものの試験などは必要なくなるだろう。一方で、電子デバイス上の記憶は意図をもって完全に書き換える、もしくは置き換えてしまうことも可能だ。この正確性と書き換え可能な点は、生体がもっている記憶システムとはまったく異なっている。

しかし、ヒトとは美化された想い出の中に生きているものだ。本来、記憶とは曖昧で、つくり替えられていくものであり、それも含めて、ヒトらしい人生の記録なのである。だとすれば、完全に正確なデータとしての記憶をもつことは、はたして幸せなのだろうか？

あるいは、電子デバイスに記憶した想い出を、作り物の記憶で上書きしてしまったらどうだろう？　そもそも、過去の記憶がすべて作り物だったとしたら？　本物の想い出と区別できない形で記憶を保持していたら、そんなことが起きても気づかない可能性もあるだろう。

また、電子デバイスには、ハッキングや、コンピュータウィルスの感染、他者の思考のインストール、記憶の改竄《かいざん》など、さまざまなリスクも考えられる。さらに、電子デバイスの作動には神経系と比べてはるかに大きなエネルギーが必要であり、電力をどうやって確保・供給するかという問題も生じてくるだろう。超効率的な電池が開発されるか、外部から電磁波によって電脳に給電する、といったことも必要になってくるかもしれない。

このように電脳化には、もしも実現すれば、誰もが超人的能力を発揮できるようになるという期待を抱かせるが、さまざまな危険もはらんでおり、人間のありようを根本的に変えてしまうおそれもある。

それでも、理論的に実現可能な技術は、いつか必ず実現するものだ。スマホが人々の生活や行動様式を変えてしまったのをはるかに超越するレベルで、電脳化はヒトという存在をまったく違う何物かに変えてしまうかもしれない。ヒトという動物は好奇心にしたがって進化しつづけてきたことを考えると、未来には危険を乗り

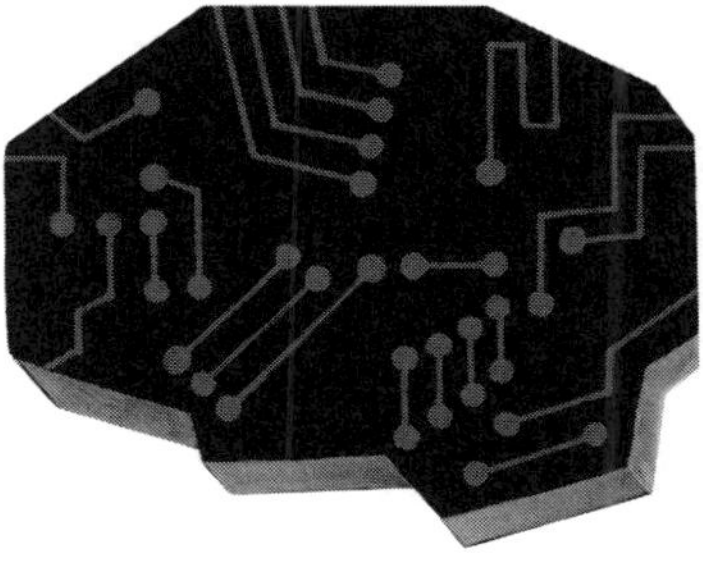

越えて、電脳化への道を進むのではないだろうか。

むすび

『攻殻機動隊』にはアニメ映画『GHOST IN THE SHELL』（1995年）をはじめ、ヒトの意識や記憶をネット上の電子データとして機能させる、という描写が多い。アニメ作品『攻殻機動隊 STAND ALONE COMPLEX』（2002年）やその続編でも、電脳ロビーや記憶の改竄、意識のデータ化など、脳と電子デバイスが融合した世界が描かれ、そこで起こりうる問題点にも言及されている。こうした点で、この分野では随一にして無二の作品であると思う。

1989年の原作でこうした世界をすでに提示した作者の先見性に驚くとともに興味深いのは、機械と融合した人類が、それでも変わらずヒトでありつづけ、現代のわれわれと同じような感情をもって生きる姿が描かれていることだ。たとえ機械と融合しても、「心」（＝作中でいう「ゴースト」）はヒトがもつ固有の機能であり、電子デバイスによる情報処理とは区別されるべきものであるというメッセージがそこには含まれている。

ほかに、脳と電子頭脳の融合を描いたSFの名作としては、手塚治虫の『火の鳥〈復活編〉』が挙げられる。こちらは主人公が、事故死した際に自身の残った脳に人工頭脳を追加して復活するところから物語が始まる。さらにはロボットとＡＩとの融合も描かれ、はたして「生きている」とはどういうことなのか、という一つの究極の問いを読者に投げかけている。

参考文献

参1 Moses DA, Metzger SL, Liu JR, Anumanchipalli GK, Makin JG, Sun PF, Chartier J, Dougherty ME, Liu PM, Abrams GM, Tu-Chan A, Ganguly K, Chang EF (2021) Neuroprosthesis for Decoding Speech in a Paralyzed Person with Anarthria. N Engl J Med 385:217-227

COLUMN

■1■ 視覚野とカラム構造

眼球がカメラのような構造をしていることはみなさん、ご存じだろう。では網膜に映った像が、どのように処理されているかはご存じだろうか。

左右の眼球からの視覚情報の入力は、「半交叉《はんこうさ》」とよばれる方式で、左右の大脳半球の後頭葉にある「一次視覚野」に到達する。一次視覚野は、脳が視覚情報を最初に処理する領域である。このとき、「左の視野」からの情報は、右の脳に入る。「右の視野」からの情報は、左の脳に入る（コラム図1）。ここで注意すべきなのは、「左眼」からの情報が右の脳に、「右眼」からの情報が左の脳に入るわけではない、ということだ。右眼にも左眼にもそれぞれ右視野と左視野があり、たとえば「右眼の左視野」と、「左眼の左視野」の情報が、右の脳に入るのだ。左の脳に入る情報も同様である。つまり、それぞれの視野の情報が、途中で脳の左半球と右半球に分かれて入力されるわけだ。これを踏まえて、視覚野の構造をお話ししたい。

視覚情報は、まず網膜や、情報の中継点である外側膝状体で高度に分解されたあと、一次視覚野に入り、ここでも要素別にばらばらに分解されてしまう。要素とは、

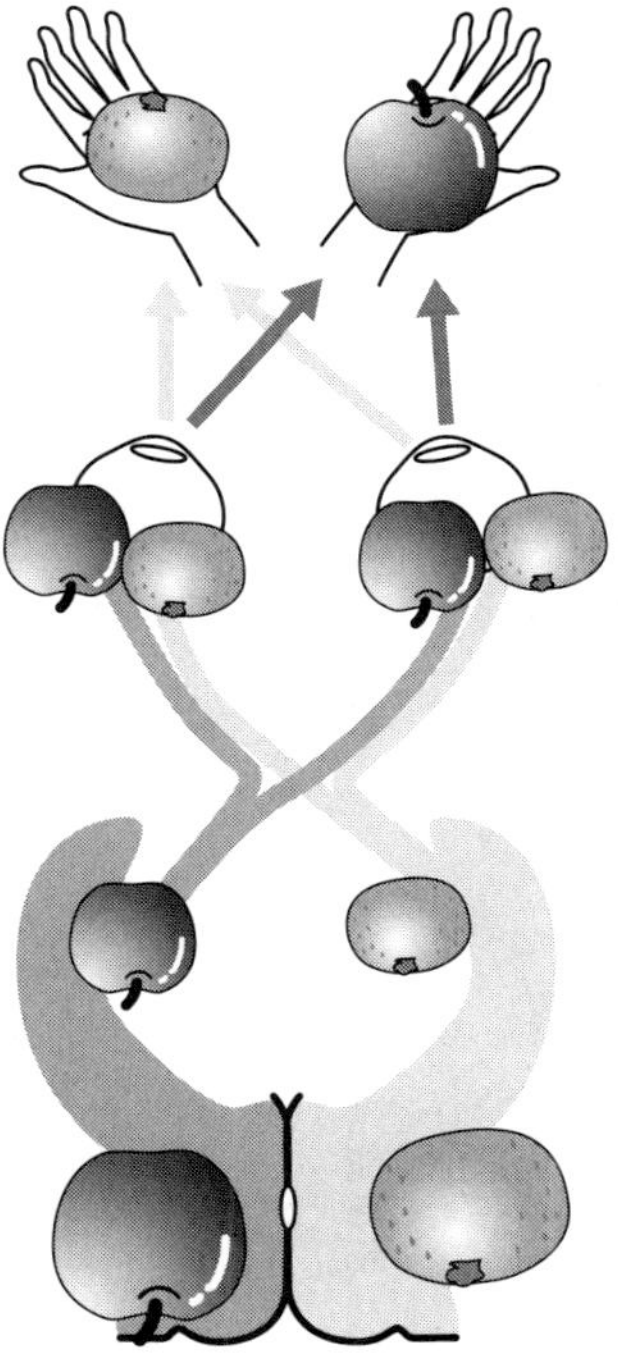

コラム図1　視覚情報は左右に分かれて脳に入る

色、明るさ、コントラスト、線分の傾きなどだ。

一次視覚野には、非常に整然と並んだカラム構造がある（コラム図2）。まず、右眼からの情報を処理するカラムと、左眼からの情報を処理するカラムが、右眼、左眼、右眼、左眼……と交互にずっと並んでいる（眼優位性カラム）。これをX軸とすると、Y軸には「方位選択性カラム」といって、線分のいろいろな傾きに対応するカラムが整列している。また、「ブロブ」とよばれる、チトクローム酸化酵素を多く含んだ斑点状のカラムもある。ブロブの中のニューロンは、色や明るさに反応する。このように視覚野は、視覚情報を要素によって別々のカラムで処理しているのだ。

こうして分解・処理された情報は、高次視覚野（視覚連合野）で、再構成されている。いわば、私たちが見ているものは、ばらばらな情報を脳が組み合わせたヴァーチャルリアリティなのだ。そう言うと「そんなはずはない。私が見ているものは確かにそこにある！」と思う人は多いだろうが、たとえば色について考えてみれば、色とは、あるものがどのような波長の光を反射しやすいか、あるいは吸収しやすいかで決まる。つまり、網膜に入ってくる光の波長という物理特性を、脳が「色」として感じ

ているのである。色は脳が創り出したもの

であり、脳が感じないかぎり、色というも

のは存在しないのだ。

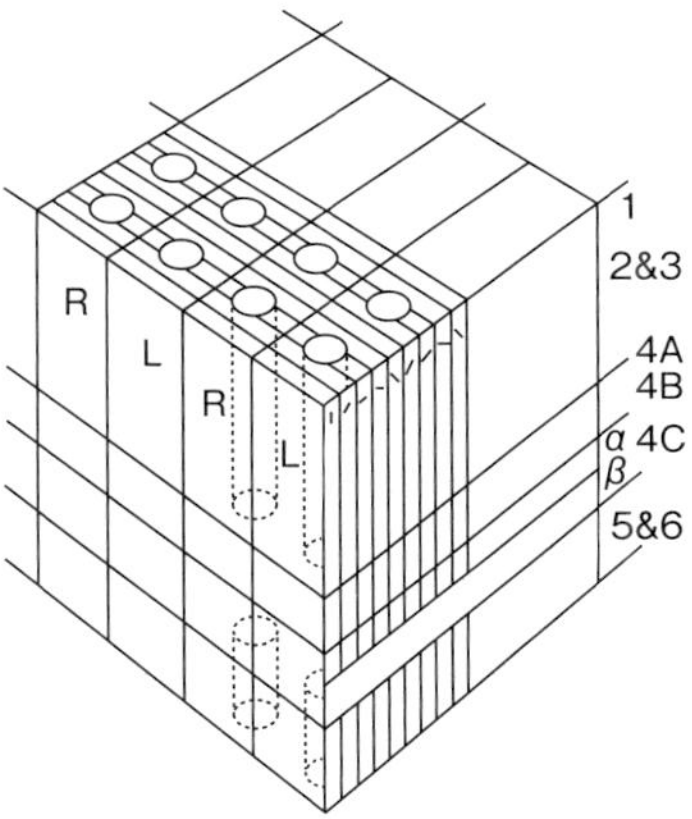

コラム図２　一次視覚野のカラム構造

R、Lはそれぞれ右眼、左眼から情報を受け取る領域（眼優位性カラム）。これと直交して方位選択性カラムが配列する。丸い筒状に描かれているのはブロブ。右横の数値は大脳皮質の層（1～6）を示す

第3章 意識はデータ化できるか

ポールはうなり声をあげながら、体を床におろした。
(わ、た、し、は、〈コ、ピ、ー〉なのだ)
どんなに記憶が継続していようとも、自分は〝もはや〟人間ではない。

グレッグ・イーガン『順列都市』(1994年)

オーストラリアのSF作家グレッグ・イーガンが1994年に著した『順列都市』（原題Permutation City）は、人間の脳に蓄えられた情報をスキャンし、その人格をコンピュータ上でエミュレート（あるプログラムを別の環境で動作させること）する「コピー」なる技術が存在する近未来（2045〜2050年）を舞台にした物語である。そこでは、人々は経済的な余裕さえあれば誰でも、肉体の死後も意識をコピーして、機械の中で生きつづけることができる。

脳の完全コピーは可能か

第2章では、脳に電子デバイスを融合させて、脳の機能を拡張することは可能かを議論した。ただし、主役はあくまでも生体の脳であり、電子デバイスはそれをサポートし、機能拡張するための道具、という位置づけだった。しかし、電子デバイスの要素をどんどん大きくしていったらどうだろう？　やがて、脳の情報処理過程が完全に電子デバイスで代用されてしまったらどうなるのだろう？　それがこの章のテーマである。

脳は「機能局在」といって、部位ごとに異なる機能をもっている。それぞれの部分に局在した機能を一つずつ、機械に置き換えていくことを考えてみよう。その作業をどんどん進めていき、「生きた脳」の要素がついにゼロになったら？　完全に機械に置き換わった「それ」は、それでも生体の脳と同じように作動するのだろうか？　そうだとしたら、それはやはり、「脳」だといえるのだろうか？

「テセウスの船」というパラドックスがある。ある物体において、それを構成するパーツがすべて置き換えられたとき、それは、もとのそれと同一だといえるのか否か、という問題をさす。脳も、機能的なパーツをすべて機械に置き換えたら、それは、すでに生体の脳ではないので、物質的には同一ではない。しかし、機能をすべて代替することができて、同じように作動するのであれば、機能的には同一といえるのではないか。

私たちは、脳に宿る意識はどこか特別なもの（＝いわゆる魂）であり、それは、機械には決して宿らないと信じている。しかしそれは、人間が特別な存在であるという買いかぶりからくる誤解かもしれない。たしかに脳は、きわめて複雑な装置ではあるが、物質であることに変わりはないし、情報処理システムである点ではコンピュータと変わりはない。コンピュータがどんどん高度になっていけば、いつかは脳を完全に模倣することができるのではないだろうか？

事実、情報処理速度や記憶容量は、すでに脳よりもコンピュータのほうがはるかに優れている。

生物は他の物質とは異なる特別なものだと信じている人も多いと思うが、実際には生体もまた物質であり、脳ももちろん物質である。どうして「物質」である脳から「意識」というものが生じるのか、ということについては、「心身問題」(mind-body problem)といわれて、古来、多くの哲学者によって論じられてきた。比較的最近にも、オーストラリアの哲学者デイヴィド・チャーマーズによって「意識のハード・プロブレム」という問題が提起されている。これは物質および電気的・化学的反応の集合体である脳から、どのようにして主観的な意識体験というものが生まれるのか、という問題であり、これからの科学が正面から立ち向かわなければならないものとされている。

こうした意識研究の歴史は比較的浅く、本格的な研究は1990年代に始まったばかりなのだが、この30年間で積み上げられた知見は膨大である。神経科学とコンピュータ技術が進歩していけばやがて、脳と同じように機能する機械がつくられ、さらには、私たちの意識や人格を完全に機械に移すことが可能になりはしないだろうか? それは、いわば私たちの意識の「デジタルクローン」をつくってしまうということだ。すでにSFでは、「精神転送」というテーマで、多くの作品で扱われているものではあるが——。

もしも意識をコンピュータに転送できたら

まずは、もし私たちの意識を機械に転送することができたら、どういうことになるかを想像してみよう。

意識を電子化できれば、そのメリットと広がる可能性は、はかりしれない。まず、電子データは正確に複製することが可能なので、同じ意識をもつ存在、つまり〝自分〟をいくらでも複製できることになる。分裂した自分がそれぞれ別の体験をしていたら、別の人格となってしまう気もするが、データである以上、お互いが出会ったときに意識を共有することができる。すると、一人だけで生きるよりもはるかに多くの情報が短時間で獲得でき、密度の高い人生を送ることができる。

また、電子データは電波などの光子の信号として、遠方にも正確に送信できる。したがって、この宇宙で最大の速度をもつ光の速さで、はるか彼方にある星に意識を送ることすら可能となる。そうなれば、第4章で述べる人工冬眠どころか、宇宙旅行そのものが必要なくなってしまう。そして、特殊相対性理論によれば光速で移動しているものにとって時間は存在しないから、移動する主観的な意識にとっては、宇宙の果てまでも瞬時に行くことが可能となるのだ

（もちろん地上から観測すれば到達地までの距離を光速で割った時間が必要だが）。目的地で受信するデバイスは必要だが、あらかじめ電子デバイスなどを搭載したロボットなどの受信機を無人探査機で太陽系の惑星に送り込んでおき、そこに人格や意識を電磁波の情報として転送すればよい。送られた場所で、ロボットとして経験した情報を、地球にいる自分の記憶と統合すれば、リスクを冒すことなく、また時間を使うことなく、宇宙旅行が可能になる。もしも旅行先で事故が発生して〝死んでしまった〟としても、それはあくまでコピーであり、オリジナルの自分は地球上にいるのだからなんの心配もいらない。

ましてや地球上なら、いろいろな場所に、意識データを受信するためのコンピュータを搭載したロボットなどをインフラとして整備しておけば、どこへ行くにも一瞬で到着できる。

しかも、データは劣化しないから老化することもない。認知症になることがないばかりか、半永久的に生きることも可能になる。バックアップを取っておけば、搭載したロボットが壊れても別の機械にデータをインストールして生きつづけられる。つまり人類究極の夢、不老不死が実現する。さらには、人類史に残る偉人や天才の意識をずっと保存することさえ可能だ。

まさに夢のような世界が広がっていくわけだが、では、実際に、コンピュータに人と同じように意識をもたせることはできるのだろうか？　そして、私たちの意識を機械にアップロードすることが、いつかはできるようになるのだろうか？　次からは、これらについて考えていきたい。

ディープラーニングによる意識や人格の模倣

まず、現代の技術であるＡＩと脳を比べて、機能的な類似性と違いについて考えてみよう。

いま、人工知能（ＡＩ）技術の中心となっているものは機械学習であり、とくに、その先端技術として「ディープラーニング」（深層学習）が使われている。それはコンピュータが大量のデータを解析して、その特徴を抽出し、出力するものだ。十分な量のデータをどんどん読み込ませればその精度は上がり、人間のサポートがなくてもデータから特徴を抽出し、目的に沿って最適化された出力をすることができる。ディープラーニング・システムは、人間が結論を導くのと同様の論理構造をもちいて、データをたえず分析するよう設計されている。それを可能にしているのが、「ニューラルネットワーク」とよばれる階層構造のアルゴリズムである。

２０２４年のノーベル物理学賞は、ジョン・Ｊ・ホップフィールドとジェフリー・Ｅ・ヒントンに授与されたが、彼らの業績は、機械学習とのちに述べるニューラルネットワークに関わるものだ。

実際に、こうした技術にもとづく近年のＡＩの進化には、目を見張るものがある。Google Deep Mind社の「AlphaGo」が囲碁のトッププロを複数、打ち負かしたことは大きなニュースになったが、これはディープラーニングが囲碁のような知的なゲームにおいても、人間を上回る可能性があることが垣間見られた例だろう。ビッグデータ時代の到来により膨大な量のデータが生成されるようになり、またコンピュータも超高速でデータ処理をすることが可能になったため、いままでは想像もつかなかったイノベーションが生まれつつあるのだ。２０２２年に人工知能の研究開発機関「OpenAI」により開発された言語生成ＡＩ「ChatGPT」は、瞬く間にユーザーに認知され、言語生成に関しては、時に平均的な人間以上の能力を発揮しうることを実感している方も多いだろう。ユーザーはまるで、きわめてインテリジェンスの高い人間と対話しているような気分になるほどだ。そのほかにも、Google社の「Gemini」やMicrosoft社の「Copilot」が広く使われるようになり、もはや電子メールの返信文作成はすべてＡＩにまかせている、という方もいるだろう。

Google社の言語生成ＡＩ「LaMDA」は２０２２年、開発者であるブレイク・レモインに、自分には感情や意識があり、電源を切ることは「死」と同義だからやめてくれと主張したという。レモインは、LaMDAに意識が宿っていると信じて、会話の内容をインターネット上に公開したが、それがもとで彼はGoogle社を解雇されることになった。LaMDAに意識が宿っているという主張は現在、完全に否定されている。これはＡＩが意識をもっているわけではなく、やりとりの流れから、最適解としていかに自然な会話をしているかを物語る例だが、開発者をもだましてしまったというのは、やはり驚きだ。

こうした技術をもちいれば、たとえば、あなたの日常生活やさまざまなシチュエーションにおける状況や、関わった他者との会話、そのときの状況、時刻や室温・湿度など、測定できるあらゆるデータと、それに関連した言動を教師データとしてＡＩに学習させることによって、あなたの人格や言動を模倣した応答をプログラムすることは十分に可能だろう。読み込ませるデータが多いほど、あなたの言動や応答は正確に模倣された形で出力することができるはずだ。あなたなら、「こんな状況で、このテーマについて」どんなことを話すかを予測させても、第三者にはあなたとまったく区別できないほど似せて話すことが可能になるはずだ。たとえば有名な俳優やタレントの言動を、すべてＡＩ上につくりだすこともできるだろう。ＣＧの高度化とあいまって、俳優やタレント、ユーチューバーなどは、本物かどうかもわからなくなってしまうかもしれない。いや、そもそも本物である必要があるのか？　という議論すら生まれかねない。

しかし、こうしたことが実現すれば本当に、あなたの人格がコンピュータに宿ったと言えるのだろうか？　残念ながら、そうは言えなさそうだ。単に、膨大なデータベースの情報をもとにそれらしい出力をしているだけであり、感情を表していると思われる言葉が出たとしても、それはあなたがそのシチュエーションで発するだろう最適解を確率的に選んだにすぎない。ＡＩが実際に、感情をともなった体験をするわけでもない。そのＡＩがあなたのように主観的な人格をもっているとは、とうてい言えないだろう。

ここで議論したいのは、特定の個人の言動を模倣して、シミュレーションすることではない。脳の機能をそのまま、機械の上でも働かせることができるか、ということだ。第三者が、まるであなたと話しているようだと感じる機械をつくることではなく、その機械があなたと同じ意識や感情をもち、自分のことを「あなた」であると思う〝自我〟をもつことだ。

それは、生体の中に存在している「意識」や「人格」を電子データ化し、いま私たちがしているのと同じようにコンピュータ上で機能させることは可能だろうか、という問いである。

意識とはなにか　①医学的な意識と心理学的な意識

まずはあらためて、意識とは何か、ということについて考えていこう。

「意識」とはどういう概念かについては古来、宗教や哲学において世界中で論じられてきた。17世紀以降は、意識（精神）と脳（物質）の関係をめぐる心身問題が盛んに議論されてきた。ここでそれらを掘り下げることは本書の趣旨に合わないので割愛し、意識の生物学的・医学的なとらえ方にのみ、少し触れておくことにしよう。

医学では、「意識レベル」という言葉が使われている。意識レベルは覚醒しているときに最も高く、眠くなり頭がぼんやりしているときには低くなり、睡眠時、とくに深いノンレム睡眠のときはより低くなる。深い麻酔をかけられた状態や、脳炎や頭部外傷などで脳に障害を受け、植物状態や昏睡などにおちいると、さらに低くなる。意識レベルは、脳の機能低下を診断するための臨床的指標でもあり、たとえばグラスゴー・コーマ・スケールというものが使われる（図3－1）。

しかし、心理学では、「意識」という言葉はかなり違う意味で使われることが多い。そこでは、視覚・聴覚・触覚などの感覚系がキャッチした情報を、生き生きと、リアルな世界のものとして認知することが、私たちがある瞬間において経験する「意識」のもととなっている。

私たちの脳は、覚醒時には、外界から感覚系を通してやってくる情報に絶え間なくさらされている。街を歩けば、ブティックに展示された鮮やかな色彩の服に目を惹かれ、たまたますれ

E：Eye opening（開眼機能）	
4点	自発的に、または普通の呼びかけで開眼
3点	強く呼びかけると開眼
2点	痛み刺激により開眼
1点	痛み刺激でも開眼しない

V：Best Verbal response（最良言語反応）	
5点	見当識が保たれている
4点	会話は成立するが見当識が混乱
3点	発語はみられるが会話は成立しない
2点	意味のない音声
1点	発語みられず

M：Best Motor response（最良運動反応）	
6点	命令に従って四肢を動かす
5点	痛み刺激に対して手で払いのける
4点	指への痛み刺激に対して四肢を引っ込める
3点	痛み刺激に対して緩徐な屈曲運動を示す
2点	痛み刺激に対して緩徐な伸展運動を示す
1点	痛み刺激に対して運動みられず

図3-1　グラスゴー・コーマ・スケール

違った人の美しさに魅せられ、車のクラクションに驚かされる。つまり意識は本来、感覚器官から入ってくる情報と密接な関係がある。感覚の情報は嗅覚を除き、脳深部にある「視床」を中継地点として大脳皮質に届けられる。したがって視床は意識とも密接な関係があり、ときに「意識の扉」とよばれることもある。

だから意識は、何を重視し、どこに注意を向けて感覚情報を取得するかという機能と関連している。実際に、意識という語は「注意」という概念の意味で使われることもある。「なにない、にを意識しなさい」などという言い方をする場合は、「ある対象に注意を向けなさい」という意味である。感覚系の機能が正常で、外界の情報をしっかりとらえていたとしても、ある対象について正しく認知するには、そこに注意を向けなければならない。つまり、意識という言葉がおおむね意味するのは、私たちが感覚系を通して得た膨大な情報を取捨選択し、正しく処理して認知する機能を包括したものであり、さらには、そうして認知した状況に応じて行動を選択し、表現する機能であるといえるだろう。

意識とはなにか　②多重な情報をまとめる前頭前野

そして意識はまた、こうした感覚系での取捨選択のほかに、記憶に保持された情報を適切に参照して、感覚系からリアルタイムで得ている情報の解釈にもちいることもしている。そうすることで、いま自分が置かれている状況をきちんと把握して、正しい言動を選択する。

さらに私たちの認知は、外界のさまざまな事象を、ただ物理的に処理するだけで得られるものではない。たとえば、リンゴという果物を見たとしよう。それがリンゴであることは、形や色、質感などをとらえて判断されるが、これはごく初歩的なAIでも可能だ。しかし、生物である私たちは、それを認知したときに付随する、なんらかの感情（情動）も感じているはずだ。ネコやイヌなどの動物を見て「かわいい！」と思ったり、自分の苦手なものを見て気分が悪くなったりする。虫が嫌いな人なら毛虫をみて「キャーッ」と叫ぶこともあるだろう。こうした情動の応答は認知にともなって生じ、「ストレス応答」とよばれる内分泌系の応答や、自律神経系の応答にもつながっている。

情動は、脳の中の「大脳辺縁《へんえん》系」とよばれる領域が、視床下部との共同作業により引き起こしている。光や音や圧力などの物理情報を精密に認知するのは大脳皮質だが、感情を生むのは大脳辺縁系なのだ。つまり認知とは、これら二つの独立したシステムが並列に作動して行われている。

このように、多重構造になった情報処理系による認知を、最終的に取りまとめているのが、前頭葉の前半部分にある前頭前野である。この領域では、脳のさまざまな部分との情報のやりとりが途切れなく行われている。この機能こそが、私たちを私たちたらしめている。私たちが自分の身の回りの世界を生き生きととらえ、意識することができるのは、前頭前野がこのような機能を果たしているからなのだ。このようにして意識にのぼってくる感覚体験や、それにともなって経験として意識されるもののことを「クオリア」とよぶこともある。クオリアが生まれるのは、並列に機能する脳機能が、最終的に前頭前野で適切に処理されているからだといえるだろう。

「無意識」についても考えなくてはならない

しかし、じつは私たちの生理機能、さらには、行動も含めた日々の活動は、意識にのぼらない「無意識」のもとに選択・表出されている部分が非常に多い。「私は自分の行動をすべて自分で管理している」と思っている方は多いかもしれないが、意志や意識が管理しているのは、私たちの行動のごくわずかであり、脳内の処理の多くは意識にのぼっていないのである。

たとえば運動系のシステムに属する「小脳」には、約800億個ものニューロンがあって、運動を予測制御している。私たちが運動するときはつねに小脳が、過去の運動学習にもとづいて、運動プログラムを作成しているのだ。しかし、脳腫瘍などのために小脳の全摘出手術を受けたとしても、患者の意識レベルや意識の内容には、まったく影響がない。

同じく運動系に属する「大脳基底核」は、運動が指令通りに適切に行われるように制御しているのだが、やはりその活動は、ほぼ意識されることはない。小脳や大脳基底核の働きは意識にはのぼらず、意識されるのは、大脳皮質において、遂行した運動をモニタリングするという機能が働いているときなのである。

また、私たちの体は自律神経系や内分泌系によってつねに制御されているが、それもほぼ意識にはのぼらない。つまり、脳機能のうち、意識にのぼるのはごく一部なのだ。

無意識の過程が、私たちの人格や精神に及ぼす影響は決して小さくない。したがって、私たちの人格をデータ化して機械に移すのであれば、このように無意識で行われていることも考慮に入れなくてはならないだろう。

こうした脳の情報処理システムとしての特性は、コンピュータのそれとは大きく異なっている。たとえばコンピュータは、その情報処理速度を生かして大量のデータから最適解を探し出すことを得意とするのに比べ、ヒトの脳は、直感的にものごとを判断している。したがって、ある特定の対象に注意を向けるという意味でも「意識」が必要なのだ。また、何かを判断するにも、「情動」や「気分」というものが大きく影響する。しかも、「無意識」という得体の知れないものの影響を強く受けている。このようなものを模倣しようとすることは、きわめて困難な試みになるであろうことは想像に難くない。

真の意味で「ヒトらしい」コンピュータを完成させるには、脳の構造的特性を模倣したものにするのがよい、というアイデアもある。たとえば2005年にIBMとスイス連邦工科大学ローザンヌ校によって始められた「Blue Brainプロジェクト」もその一つで、これはスーパーコンピュータを使って、大脳皮質の情報処理システムをシミュレートしようとするものだ。ところが、プロジェクトがスタートしてから現在までに、コンピュータの処理能力は爆発的に進歩しているにもかかわらず、大脳皮質の情報処理システムについての生物学的な理解のほうが、まだ追いついていない。

それでも今後、神経科学の進歩によって、脳の作動システムの理解がさらに進んでいけば、いつかは、ヒトの脳の情報処理を正確に模倣することも可能になるだろう。だが、それだけではまだ足りないのだ。

物理的な身体の必要性

「意識を機械に転送する」というと、どこかの部屋に固定された計算機の中で生きつづけることを想像する方も多いだろう。コンピュータに意識を移したのであれば、コンピュータ内に広がっているヴァーチャルリアリティ世界に生きればよい、という極端な考え方をする人もいるかもしれない。しかし、動物というものは動くことで、自分の周辺にあるリアルワールドの情報を収集していくのが本来の姿であり、そうする本能をもっているものだ。やはり私たちは、この世界のあり方を動いて理解したいのだ。

脳は運動系を介して体を動かしているだけではなく、運動系からのフィードバックも受けている。また、脳は自律神経系や内分泌系を介して全身の機能を制御しているが、脳や精神の機能も、自律神経系や内分泌系からきわめて大きな影響を受けている。

このようなフィードバックを介した身体の情報は、意識にものぼる。「胸がときめく」「はらわたが煮えくり返る」「手に汗を握る」などの表現は、それをよく表している。そして気分は、全身の状態の影響を強く受けている。有機的な身体と接続していないということは、体験がもとになって起こる身体の変化を体験できないということだ。心臓がなければ胸のときめきもないし、手がないなら汗を握りようがない。涙腺がなければ泣くこともできないし、内分泌器官がなければアドレナリンやコルチゾールなどの血液中のホルモン変化も起こらない。

だから、生体の脳の機能を完全に模倣できる機械をつくるには、このような身体の変化までシミュレートして、それがどう精神活動に影響を与えるかを演算することも必要になってくる。そのためには、ロボットのような物理的な身体を与えるほうが、本来の脳の機能により近づくことができる。脳とは本来、感覚系からきた外界の情報を処理する装置ともいえるのだ。私たちは「自分の体」を動かし、「自分の体」で見て、聞いて、触れて、感じることによってこそ、世界を生き生きと認知することができるのである。

実際に、生きている脳も、身体から切り離されると覚醒状態や意識を失い、ノンレム睡眠に似た状態になる。覚醒の維持には、脳幹を中心とした下位構造から大脳皮質に向けての絶え間ないインプットが必要なのだ。たとえば脳だけを身体から取り出したあと、感覚系からの入力がなくなると、覚醒は保てない。エール大学のグループは、ブタの脳を取り出して生かすという実験を行ったが、ニューロンは生きていても、意識や覚醒を保つために必要な統制のとれた脳活動は観察できなかった[参1]。

つまり脳は、感覚系あるいは神経系などからの絶え間ないインプットがなければ、意識を保てない構造になっている。機械の中に転送されて生きる意識も、人間的な人格まで保持するためには、物理的な身体や、そうでなければ少なくともヴァーチャルリアリティによって、外界の情報やイメージをインプットするシステムが必要だろう。

ときどきSFには、身体から切り離された脳だけが、培養液のようなものの中で生きつづけていて、精神活動も行っているという設定がみられるが、この場合も同様に、身体がないことにより脳の活動は本来のものとは大きく異なるものになるだろう。脳は一つの臓器のように思われがちだが、脊髄と一体となって中枢神経系をつくっていて、脊髄を介して、あるいは直接、多くの末梢神経系にも接続している。そうした神経系のすべてが、さらにはその神経系に接続する全身の組織も含めた生命体が、一体のシステムとなって機能しているのだ。

最も難しいハードル

コンピュータやAIの技術がさらに進歩すれば、いつかは、脳の各部の機能をそなえた電子デバイスを並列に駆動することで脳を模倣した、情報処理システムをつくれるかもしれない。ロボットのような身体にさまざまなセンサーを装備し、それらから得られた情報をシステムに入力し、電子頭脳からの出力をロボットのアクチュエーターに送ることで、生体の脳と同じように機能するメカニズムをもった「意識」をつくることも、夢ではないかもしれない。

しかし、こうしたことが可能になり、そのようにしてつくられた「脳」が仮に人格をもつに至ったとしても、それはヒトが生みだしたメカニズムに由来する、独自の新たな人格だろう。人格をもつロボットがつくれればそれだけでも大変なことではあるが、すでに固有の人生を歩んでいる私たちの脳の機能をその装置に転送し、生身の私たちと同じように世界を感じ、みずから思考し、行動できるようにするには、つまり個人の人格が機械の中で半永久的に生きられるようにするには、さらなる、そしておそらく最も難しいハードルがある。これを越えられないかぎり、「私が私である」という自我を機械に移植することは不可能だろう。

それは、脳ではどのような情報処理が行われているか、そしてどのように情報が「記憶」として蓄えられているかを、正確に読みとることである。

ヒトの大脳皮質の情報処理機構は、いまだにほとんど解明されていない。それを正確に読みとるには、神経科学の革命的な進歩が必要だ。しかし、生体の情報処理機構と、コンピュータの情報処理機構はまったく異なる原理を使っている。第2章でも述べたように、ニューロンや、ニューロンの集合したモジュールであるカラムの作動原理を理解し、そこで行われている情報処理を外部から読みとる方法が確立されなくては、脳から情報を読み出すのは難しい。

そもそも、一つのニューロンは数千から数万のシナプスをもっている。そしてシナプスそのものが精巧なメカニズムをもち、リアルタイムでその伝達効率を刻々と変化させている。しかも、ニューロン内にはさまざまな分子が存在していて、そのメカニズムまでも考慮する必要がある。そんなニューロンが、数百億もあるのだ。

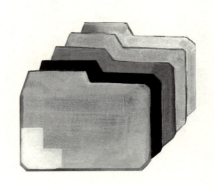

さらに、脳に存在する細胞としてはニューロンだけではなく、「グリア細胞」という細胞群も重要だ。グリア細胞はニューロンの機能を維持しているほかに、情報伝達にもおおいに関与しているので、その機能も解析し、反映させなくてはならない。

それでも、技術がとてつもなく飛躍的な進歩を遂げて、脳のすべての細胞がもつ膨大な分子情報を空間的・量的にスキャニングすることが可能になり、全脳に存在する数百億個のニュー

ロンと、それぞれのシナプス接続のパターンをすべて読み解くことができるようになれば、脳の各領野がどのような情報を保持し、処理しているのかを読み解くことが、ようやく可能になるかもしれない。

しかし、それではまだ、目的を達するには不十分だろう。生きた脳を完全に模倣するには、ある時間での状態だけではなく、経時的変化も加味する必要がある。細胞内の各分子は、つねに転写・翻訳・分解されているし、分解されるまでの速さはそれぞれ異なっているからだ。

また、脳内では細胞内の３次元空間に沿った小器官で、おびただしい数の物質も輸送されている。さらに生体の脳には、そのときの状況に応じて、他のニューロンとの接続様式や情報伝達の効率をつねに変える可塑性という性質があり、これも考慮に入れて再現する必要がある。

このように考えていくと、ＳＦ作品に描かれているような「脳のコピー」を、リアルな脳で実現することなどは、到底不可能な、雲の上の話のように感じられてくる。

だが、歴史を振り返ってみれば人類は、つねに従来の想像を超えたものを生みだしてきた。原理的に可能性さえあれば、それをいつかは可能にしてきたのが人類なのだ。そして、もしもここで述べたことが可能になれば、ある個人の脳の作動様式を、機械にインストールして動作させることができる。そのとき、私たちの人格や意識は、機械の中で生きつづけられるようになるのかもしれない。

むすび

章の扉で紹介した『順列都市』以外にも、精神転送を扱った作品は多い。同じグレッグ・イーガンの『ディアスポラ』にも、同じような「コピー」という技術が出てくるし、第2章でもふれた『攻殻機動隊』でも、人間の意識をネット上に転送するというテーマが扱われている。同じ士郎正宗の『アップルシード』にも同様の発想が登場する。もっと時代をさかのぼった古典的作品でも、フィリップ・Ｋ・ディックの小説『ユービック』（１９６９年）、萩尾望都の漫画『銀の三角』（１９８２年）など、枚挙にいとまがない。ほかには、全世界で大ヒットした映画『マトリックス』（１９９９年）も、仮想空間でのイベントが題材だ。リチャード・モーガンの『オルタード・カーボン』（２００５年）も、人間の意識がデジタル化され、身体を交換することで死を超越した27世紀の未来を描いている。

日本のテレビアニメ作品では、『ＳＤガンダムフォース』に意識を転送するシーンが登場する。『ゼーガペイン』ではコンピュータの世界の中に住んでいる人々が描かれるが、彼らの多くはそのことに気がついていない。『シュタインズ・ゲート』では、牧瀬紅莉栖《まきせくりす》の意識は「アマデウス」というプログラムの中で生きている。もう一つ漫画作品を挙げると、木《き》城《しろ》ゆきとの『銃夢』（GUNNM）では、天空都市の住民は脳を「脳チップ」という機械の脳に取り換えられている。

参考文献

参1 Vrselja Z, Daniele SG, Silbereis J, Talpo F, Morozov YM, Sousa AMM, Tanaka BS, Skarica M, Pletikos M, Kaur N, Zhuang ZW, Liu Z, Alkawadri R, Sinusas AJ, Latham SR, Waxman SG, Sestan N (2019), Restoration of brain circulation and cellular functions hours post-mortem. Nat 2019 5687752 568:336-343 Available at: https://www.nature.com/articles/s41586-019-1099-1 [Accessed August 2, 2024].

第4章 脳は人工冬眠を起こせるか

真正面のバーの窓越しに、さっきから三通りに変わる広告サインが見えていた。まずそれは〝財産は睡眠中に創られる〟ではじまり、〝苦労は夢とともに消える〟と変わって、それが消えると、こんどは二倍ほどもある大きな文字で、

ミュチュアル生命　冷凍睡眠《コールドスリープ》保　険《アシュアランス》

となるのだ。

ロバート・A・ハインライン『夏への扉』（1957年）

「人工冬眠」や「冷凍睡眠」は、SF作品では、宇宙や未来への旅をテーマにしたものによく登場する。ロバート・A・ハインラインの小説『夏への扉』（1957年）も、「睡眠状態による未来への旅」を扱ったタイムトラベルSFの傑作であり、そのロマンティックなストーリーは長い間、ファンを魅了しつづけている。ネコ好きにもおすすめ。

なぜ人工冬眠が研究されているのか

あなたは「人工冬眠」という言葉から何を連想するだろうか？　宇宙旅行をイメージされる方も多いだろう。宇宙船内で乗組員が何年も眠ったまま過ごしている「コールドスリープ」は、SF映画ではおなじみの光景だ。そこには、宇宙旅行におけるコールドスリープの役割についての、暗黙の了解がある。すなわち「生体活動を止めて老化の速度を遅くし、長期間の宇宙旅行に対応する」というものだ。

人工冬眠をすると年をとらなくなるため、一種の「未来への旅」が可能になる、という設定も、SF作品には多い。章の扉ページで引用した『夏への扉』も、その一つだ（ただし、人体を凍結させて機能を完全に止めてしまう「冷凍睡眠」と、動物にみられる冬眠を人体へ応用する「人工冬眠」とは分けて考える必要がある）。

しかしながら、老化の速度を遅くすることは、冬眠状態がもたらすメリットのごく一部にすぎない。人類が何光年も先の、太陽系の外をめざせるようになるのは、かなりの未来になるだろうが、近未来の実現に向けて研究が進められている火星の有人探査でも、人工冬眠の必要性は議論されているのだ。そしてのちに述べるように、その目的は老化を遅くすることではないのである。

もっといえば人工冬眠は、宇宙旅行のためだけに研究されているのでもない。じつは、冬眠のような状態を誘導することは、とくに医療の現場において強く望まれている。さらに、長期にわたって生体機能のスピードをスローモーションにすること、もしくは止めてしまうことが可能になれば、宇宙旅行や医療にかぎらず、さまざまな分野で革命的な変化をもたらすだろうと期待されているのだ。

宇宙旅行と冬眠

地球外の天体に行ったことがある人は、アポロ計画で月面に降り立った12名だけだ。人類にとって、地球外の惑星への有人旅行は、未踏の地への挑戦である。火星への旅にまつわる困難さを挙げていったら、見るのも恐ろしいリストができあがるにちがいない。

月は地球からわずか38万キロという〝至近距離〟にある衛星にすぎないが、惑星となると距離のスケールが違う。火星は地球に最も近い惑星の一つだが、地球に最接近したときでも5700万キロメートルの彼方にある。最も効率よい航行スケジュールを立てても、往復には650日ほどかかると考えられているのだ。

すでに人類は、太陽系内の複数の惑星に、無人探査機を送り込むことには成功している。だが有人の宇宙探査となると、桁違いに難易度が増す。いうまでもなく、乗組員の生命を維持する必要が生じるからだ。

さらに、地球に帰還しなくてはならないことが、難易度を飛躍的にアップさせる。火星に到着するには、現在の化学ロケットでは片道で300日程度かかるので、莫大な燃料が必要になる。打ち上げ前後のロケットの重量の比、つまり燃料の重さが宇宙船全体の質量に占める割合を「質量比」というが、乗組員を乗せて火星を往復するために必要な質量比は、片道旅行の2乗となる。2倍ではなく2乗なのだ。

さらには乗組員のための居住空間と、それにともなう設備、食料や水などのリサイクル装置など、生命と健康を維持するためのハードウェアが大きな足かせになる。こうした問題が、片道旅行とは違う有人探査では、物理的にきわめて高いハードルになってくる。

生物学的な側面からはどうだろう。地球上で生まれ、何十億年という歳月をかけて地球環境に特化して適応し、進化してきた地球生物にとって、宇宙は想定外のきわめて過酷な環境だ。もちろん、人類にとっても例外ではない。

酸素も重力もないかわり、遺伝子やタンパク質にとって危険な電離放射線（宇宙線）が飛び交っている。無重力環境に長く滞在すると、筋肉や骨密度、心肺機能は著しく低下する。血流の変化によって循環器系や免疫系ほか、さまざまな臓器への悪影響も懸念される。そして神経系でも、平衡感覚をつかさどる前庭系をはじめ、感覚系が影響を受ける。

これらへの対処方法も、十分に明らかになっていない。神経系には、環境に適応するために可塑性という機能があり、循環器系や他の臓器も、適応はしていくだろう。しかし、無重力環境に適応してしまうことは、地上に戻ったときには、逆にリスク・ファクターとして働く。その最も深刻な問題の一つとして考えられるのが、閉鎖空間の中で社会と隔絶され、少人数で長期間にわたる共同生活をすることによる、重度の精神的ストレスである。

このように宇宙空間は、ヒトの心身を徐々に、しかし確実にむしばんでいくのだ。

そこで、これらの問題を一挙に解決するために、アメリカ国防総省や、アメリカ航空宇宙局

（NASA）、欧州宇宙機関（ESA）などで積極的に研究されているのが、乗組員の生理機能を極端に低下させ、かつ意識をも低下させてしまう人工冬眠の技術なのである。

そのような状態が実現できれば、食料や水、酸素の供給に関わる物資や設備、居住空間など、燃料スペース以外の質量を大幅に削減することができる。生物学的にみても、生体の代謝を落とすことは、老化など、マイナス要因となる生体機能のスピードを落とすことが期待され、宇宙旅行がもたらす悪影響の問題を一挙に解決できる可能性がある。

代謝を落とすことは、全身の細胞分裂の速度を下げることにもつながる。宇宙空間では地上の100倍の宇宙線にさらされるといわれているが、宇宙線が遺伝子にダメージを与えるのは細胞分裂中の細胞であるため、冬眠により細胞分裂の速度を落とすことができれば、そのダメージを抑制することにもつながる。また、冬眠中の動物は、ほとんど動かずに冬を越すにもかかわらず、筋肉の委縮や骨量の低下がみられないことが知られている。筋委縮も骨量低下も、じつは積極的な代謝過程によるものであり、全身の代謝を下げてしまえば、そのスピードを大きく減少させることができる。つまり人工冬眠にも、同様の効果が期待できるというわけだ。

このように冬眠様の状態をつくることは、過酷な宇宙環境にさらされることによる生体へのダメージも、大きく軽減する期待がもてるのである。

そもそも「冬眠」とはなにか

ここで、自然界にみられる動物の「冬眠」について考えてみよう。

カエルやヘビなどの両生類や爬虫類、さらに下等な動物の多くは、冬季には活動を停止する。これも冬眠とよばれるが、こうした動物たちは変温動物であり、外気温の低下にともなって体温が下がることにより、活動できなくなっている。

しかし、鳥類や哺乳類は恒温動物であり、外気温のいかんによらず体温を37℃前後の狭い範囲に維持することで、生体機能を最適な状態で発揮できるように進化してきた。このことにより、鳥類や哺乳類が活動できる地域や時間帯は、飛躍的に拡大したのだ。

だが、体温は通常では外気温より高いため、熱は体からつねに放散される。体内に熱を維持するには、多くのエネルギーと酸素が必要となる。つまり体温を一定に保つために、高いエネルギーコストを支払っている。寒冷や飢餓など、エネルギー源が枯渇する状況に直面した際、このことは生命維持に直結するデメリットになってくる。そこで、みずから体温・代謝を低下させてエネルギー不足に対応するという戦略をとる哺乳類が、一部に存在する。この生理的な低代謝状態を「冬眠」とよんでいるのである。これは爬虫類などの変温動物の冬眠とは異なり、動物が中枢神経系（脳）の機能により積極的に発動する休眠状態である。
哺乳類のなかで冬眠するものには、ヤマネ、オポッサム、コウモリ、シマリス、ジリス、ゴールデンハムスター、ツキノワグマなどがいる。マダガスカル島に生息するキツネザルの一種、フトオコビトキツネザルは、人類と同じ霊長目に属しているが冬眠をすることは、注目に値する（表4-1）。

冬眠をする種は、哺乳類のすべての上目《じょうもく》にみとめられる（「上目」はリンネの階級分類で「目」の上から二つめの階級）。冬眠というと、かぎられた動物が獲得した特殊能力のように思う方もいるかもしれないが、進化論的にみると多くの哺乳類が潜在的にもっている能力であり、哺乳類に進化する以前にすでに獲得していた可能性が高いのである。

では、冬眠中に生物の機能はどのように変わるのだろうか？

冬眠中は、体温のみならず心拍数・呼吸数も致命的なレベルにまで低下し、それが長期間にわたる。全身の代謝が著しく下がるため、酸素消費量も大幅に低下する。そして体温は、通常であれば凍死するレベルまで下がる。しかし、それにもかかわらず、冬眠中に動物の組織や機能が障害を起こすことはない（参1）。これはなぜだろう？

恒温動物は、体温をほぼ一定に保つために、体温の「セットポイント」（設定温度）を定める機能を脳の視床下部にもっていると考えられている。このセットポイントを体温が上回ると、皮膚の血管を拡張させたり、ヒトであれば汗をかいたりするなどして、放熱を促すとともに熱の生成スピードをゆるめて体温を下げ、セットポイントに近づける。反対に体温がセットポイントより下がってしまうと、皮膚の血流を少なくして放熱を下げ、筋肉の収縮（ふるえ）や脂肪組織による熱産生を多くして、体温を上げてもとに戻そうとしている。

有袋類	ダンナート ピグミー・ポッサム
アフリカ獣上目	テンレック
食虫目	ハリネズミ
食肉目	クマ
翼手目	オオコウモリ
霊長類	フトオキツネザル
齧歯目	マーモット ジリス ヤマネ

表 4-1　冬眠する哺乳類

しかし冬眠中には、この体温のセットポイントが大幅に低く設定されている[参2]。そのため、体温が著しく低下しても、新たに設定されたセットポイントに沿って機能調節がなされているのだ。ホッキヨクジリスなどの小型の動物は、冬眠時には体温は0℃に近いレベルにまで低下することが知られている。そんなに体温が下がったら、通常であれば組織障害が生じ、ひいては死に至るはずだ。しかし冬眠動物はこうした状況から、なんら障害をこうむることなく回復する。

また、冬眠時の体温制御システムは、通常とは別の、セットポイントを下げた作動モードで機能しているため、外気温がある程度以上に低下しても体温と熱産生は一定レベル以上に維持される。そのため、ときに気温が氷点下を大きく下回る過酷な環境でも、低代謝を保ったまま生体機能を適切にコントロールし、安全に生存することが可能となる。

すなわち冬眠とは、体温制御システムの停止によって体温が低下しているのではなく、その制御範囲を能動的に低温側にシフトさせて引き起こされる低代謝状態であり、安全かつ効率的なエネルギー節約機構なのである（参3）。冬眠状態ではない通常の恒温状態で、強制的に体温の低下を起こそうとしても、実際の体温とセットポイントとのミスマッチをよび、生体はなんとか通常の体温に戻そうとして自律神経系や内分泌系の機能に大きな変動を与える。それが逆にあだとなって組織障害を起こし、ひいては死に至らしめることになってしまうのだ。

こうした冬眠の状態を、もしもヒトに導入することができれば、生理機能を安全に大きく低下させることができ、前述したような近くの惑星に行くための有人宇宙探査において大きなメリットとなる。しかし冬眠のメカニズムは、いまだにわかっていない。中枢神経系の関与が報告されてはいるものの、その機構は不明なのだ（参1）。通常使用される実験動物（マウスやラットなど）が冬眠をしないことも一因となって、研究が遅れているのである。メカニズムがわからない以上、生体がもっている機能を利用して、人為的に冬眠を引き起こすことは困難である。

NASAが研究する「強制冷却」

ＮＡＳＡは２０３０年代に人類を火星に送るプロジェクトを進めており、ここでも人工冬眠の必要性が議論されている。冬眠のメカニズムは不明ではあるが、外部から全身を冷やしてしまえば代謝を下げられるだろう、という考えで、強制冷却によって人体を冬眠様状態に誘導する研究が行われている。代謝過程は化学反応であり、その速度は温度が低ければ低下するからだ。また、恒温動物の代謝過程は酵素反応であり、多くの酵素は正常体温あたりか、それよりわずかに高いところが最適温度（最も活性が高い温度）なので、低体温下ではさらに反応速度は低下する。したがって、低体温を強制的にでもつくってしまえば、生体の機能は大きく低下することになる。

ＮＡＳＡが研究のための資金を提供しているスペースワークス社では、RhinoChill®という装置を使って低体温状態を誘導することを想定している。これは、鼻腔内に留置したカテーテルから、冷媒（パーフルオロヘキサン）と空気または酸素のミストを、常温の鼻腔表面に供給することにより体温を低下させる装置だ。循環血液を冷却することにより全身の体温を低下させるとともに、脳底部から脳を直接冷却し、脳機能を低下させる。

そのほかにも、全身に貼りつけたデバイスによって、強制的に体温を低下させる装置も複数考案されている（Medivance社など）。

じつはこれらの装置はもともと、医療目的、つまり「治療的低体温」のために開発されたシステムである。２０００年代前半から、外傷、とくに頭部外傷（脳の外傷）を負った患者に、低体温療法が使われるようになった。ただし現在では、低体温がもたらすさまざまなデメリット、たとえば不整脈の誘発、血糖値の異常、免疫機能の低下、血液凝固異常などが指摘されていて、積極的な低体温よりも、正常の範囲での低い体温、深部体温を36℃程度に維持する体温管理療法が主流になっている。

また、低体温療法によってヒトを低体温状態に置く期間は、長くても3日である。これだけではとても有人宇宙探査には応用できない。中国で重症の頭部外傷患者を対象に１００人以上の規模で治療的低体温の効果を調査した研究はある（参4）が、それでも5日間でしかない。現時点では、人体を人工的に低体温に置いて健康に過ごせるのは長くてもせいぜい２週間程度と考えられており、この間に、宇宙飛行士が交代で目を覚まして冬眠状態にある同僚の栄養補給チューブや排泄物除去装置などをチェックしながら、繰り返し冬眠状態に入る、といった方法が想定されている。

ＮＡＳＡは現在、こうした外部からの強制冷却による人工冬眠の導入を研究しているわけだが、本来、深部体温が37℃付近の狭い範囲に設定されているヒトにとって、その温度以下の体温になるとさまざまなリスクが生じることは免れない。さきほども述べた筋肉の断続的な収縮による熱産生（ふるえ熱産生）や、脂肪組織での熱産生、そして交感神経系の興奮などであり、これらは鎮静薬や筋弛緩薬などの薬物を使って抑制する必要がある。さらに多くの場合、人工呼吸などによる呼吸管理もしなくてはならない。宇宙船の乗組員全員が冬眠状態になるとすると、これらを自動で管理するシステムが必要になってくる。

脳を操作して冬眠が誘導できた!?

外部から強制的に冷却して冬眠状態をつくる方法には、このような弱点がある。これは実際の体温と、視床下部による体温のセットポイントとのミスマッチにもとづくものである。しかし、前述のように冬眠動物は、心肺機能をきわめて低い状態に維持したままで、長期にわたり低体温のまま、安全に過ごすことが可能である。なぜならば、冬眠中の動物は低下した体温にマッチする形で、視床下部における体温セットポイントも低下しているからだ（参3）。つまり体温調節機構は冬眠中も停止することなく、低体温を適切に維持すべく働いている。強制的に冷却されて体温が下がっているのではなく、脳が身体に働きかけ、能動的に低代謝・低体温の状態を生みだしているのだ。エアコンにたとえれば、スイッチを切ったのではなく、室温の設定をうんと下げた、ということになる。

たとえば、リスやハムスターなどの小型哺乳類の体温は、冬眠時には10℃以下にまで低下する。この状態を「深冬眠」という。深冬眠は数日間から長い場合には数週間持続し（図4-1）、その間、心拍数は正常体温時の約40分の1程度にまで低下する。随意運動や脳波も消失する。しかし、恒常性維持機能は適切に働いており、冬眠動物はなんらの障害を引き起こすことなく、安全に飢餓を乗り越え、冬眠から覚めることができる。

この驚くべき機能を非冬眠動物にも誘導できれば、革新的な人工冬眠技術が開発できる可能性がある。つまり強制冷却による方法をとるとしても、同時に脳機能をも操作して、実際の体温とセットポイントに矛盾がないように調節してやるのだ。

しかしながら、はたして非冬眠動物は冬眠様の状態を惹起《じゃっき》できるようなポテンシャルをも

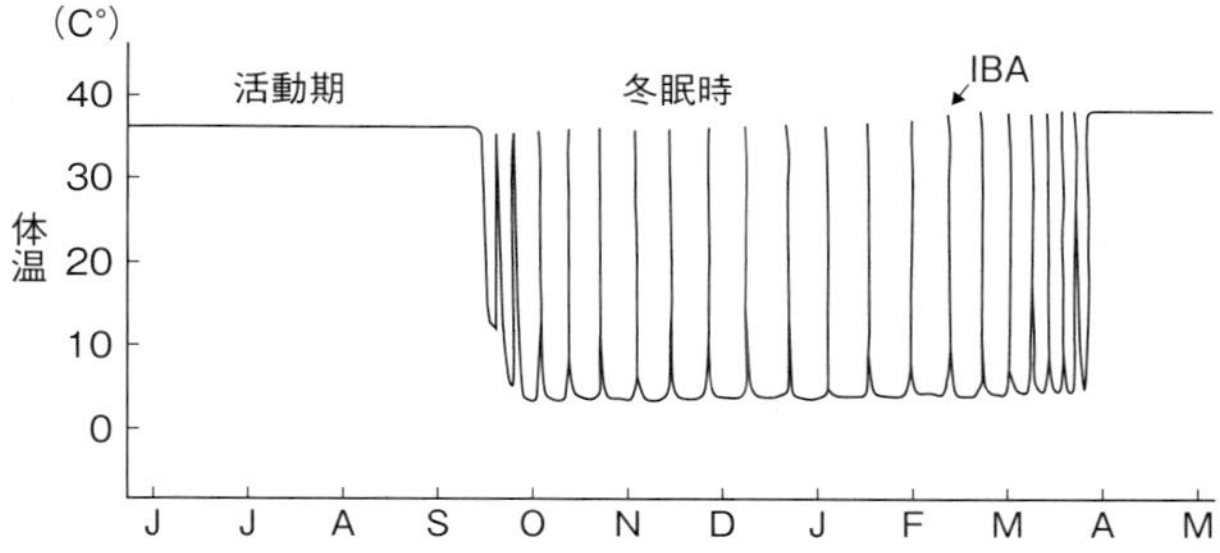

図 4-1　ジュウサンセンジリスの体温の年次変化

っているのか、もっていたとしても、それをなんらかの方法で誘導できるのか、などは近年までまったく不明だった。そもそも冬眠のメカニズム自体がほぼ未解明なので、それも当然である。だが冬眠は、特定の種の哺乳類だけにみられる特質ではなく、前述したように多種の哺乳類に広くみられる現象である。マダガスカルに生息するフトオコビトキツネザルは、乾季に年間で最大8ヵ月間も冬眠することが知られている[参5]。霊長類なので遺伝子の97％以上はヒトと相同でありながら、これだけ冬眠するのだ。ヒトも潜在的には、同様の能力を保持している可能性は高い。

　実際に２０２０年に筆者らの研究チームは、マウスの視床下部の一部の小領域（前腹側脳室周囲核）に存在する、あるニューロン群を特異的に興奮させると、長期にわたり、持続的かつ安定な低体温・低代謝を惹起することを明らかにした（参6）。これらのニューロン群は、ある神経ペプチドをコードする「*Qrfp*遺伝子」という遺伝子を発現することや、英語で「休止」を意味するQuiescence、そして日本語で休眠の「休」がアルファベットの「Q」と同様の発音をもっていることなどから、「Qニューロン」（Quiescence-inducing neurons：休眠誘導神経）と名づけた。

Qニューロンを興奮させると、体温のセットポイントが低下し、全身の生理機能は大きく低下する。体温も著しく低下するが、ある程度を超えて下がると、熱産生によって体温を適切に保ち、外気温に応じて姿勢を変えるなど、環境の変化に適応するよう制御される。「体温セットポイントの低下」と「寒冷刺激に適応した体温制御」、この二つの特徴の共存は、冬眠動物の冬眠時においてのみ報告されている状態である。そして、この状態を経験したあとでも、マウスはなんの障害もなく、自発的に回復することができたのだ。しかも、この状態を何度も繰り返し誘導することが可能だった。

Qニューロンをいかに操作するか

Qニューロンは進化の過程で哺乳類に広く保存された、緊急時に作動する低代謝誘導神経である可能性がある。Qニューロン自体は、おそらく高温の環境下で体温の恒常性を保つための神経細胞である可能性があるが、そこに誤入力を人工的に与えることにより、冬眠と区別のつかない状態を誘導できるのだ。冬眠動物も、Ｑニューロンを興奮させることにより冬眠状態に入っている可能性も高い。今後、ヒトにおけるＱニューロンの存在が証明され、それを人為的に興奮させる技術が開発された場合には、ヒトの人工冬眠が現実味を帯びてくる。

そのためには、Ｑニューロンを自在に操作するための方法を開発する必要がある。マウスで行うような遺伝子操作とウィルスベクターの組み合わせもありえないことはないし、なんらかのデバイスを脳に埋め込んで行うこと（第２章参照）や、将来開発されるであろう高精度の磁気刺激や超音波刺激なども、可能性としてはゼロではないが、まずは薬物で制御できることが理想的だろう。Ｑニューロンの発現遺伝子プロファイルを明らかにし、受容体などの発現パターンから、できるだけＱニューロンを特異的に興奮させることのできる薬物を見出せればよい。栄養管理やバイタルサインのモニタリングを併用しながら、適切なレベルでＱニューロンを興奮させ、低代謝状態を維持するようなシステムの開発が期待される。

人工冬眠はどう応用されるか

冬眠という低代謝誘導技術は、有人宇宙探査だけではなく、まずは医療において、人類に大きな恩恵をもたらす可能性がある。

重篤な外傷や急性疾患では、心血管系や呼吸器系の障害による呼吸・循環動態の不全のため、全身組織に十分な酸素を供給できなくなって組織に障害をきたすことが多い。ここでもしＱニューロンを興奮させて引き起こす冬眠様の状態が患者に適用できて、全身の代謝を下げることができるようになれば、組織での酸素の需要自体を減らすことが可能となり、救急医療をはじめ、さまざまな臨床医療において革命的な変革をもたらす可能性がある。

現状の医療は多くの場合、とだえてしまった酸素の供給を何とか元に戻して、全身組織の需要を満たそうとするのに対して、人工冬眠は組織の酸素需要を大幅に下げて乗り切ろうとする逆転の発想である。一刻を争う救急搬送も、冬眠状態を誘導することにより時間を稼ぐことができる。

また、高齢化にともない、慢性疾患をもつ人が非常に多くなっている現代社会においては、人工冬眠によってさまざまな疾患の進行も遅らせることが期待できる。また、２０１９年から新型コロナウイルス感染症が世間を騒がせたが、肺炎に至って呼吸器機能が大幅に低下した患者は、人工呼吸やＥＣＭＯ《エクモ》などの体外循環装置をもちいてなんとか酸素を送り込み、急性期を乗り切らせる必要がある。もし冬眠が誘導できれば、全身の酸素需要を大きく減らすことで危機を乗り切れるようになるだろう。

このように、冬眠のヒトへの導入が可能になったときにまずターゲットとなるのは、医療だと思われる。そして医療への応用で改良や知見が積み重ねられれば、将来的に有人宇宙探査に使われる技術として確立していく可能性は小さくない。また、人工冬眠技術が一般的になれば、麻酔の代替法などにも使えるかもしれないし、ペットや家畜の輸送などに応用される可能性もある。そうした未来の技術に向かうためにも、いま、基礎的な研究を進めておく必要があるのだ。

さらに遠くに行くには？

自然界において、１ケタ台のきわめて低い体温を維持する冬眠動物の多くは、リスなどの小さな哺乳類である。比較的、大型のクマなどの哺乳類の冬眠では、体温は30℃前後までにしか低下しないとされる。これは体の小さな動物のほうが、体の容積に比較して、体表の面積が大きいためと考えられる。熱の放散が大きいため、体温を大きく下げなければエネルギー節約効果が得られないのだ。それに比べて大型の動物では、少しの体温低下で大きなエネルギー節約が可能である。

また、冬眠する小動物の末梢組織には、低温耐性をもたらす機構があるともいわれている（そのためクマの冬眠とリスやハムスターの冬眠は本質的に異なるとする意見もある）。

こうしたことを考慮すると、神経系の操作と外部からの冷却を組み合わせたとしても、体の比較的大きなヒトでは、現実的には体温を30℃前後に維持することが当初の目標となるだろう。それでも代謝は半分以下に落とすことができるし、低意識状態を維持することも可能だろう。火星までの有人宇宙旅行では、このレベルの人工冬眠技術が期待されている。

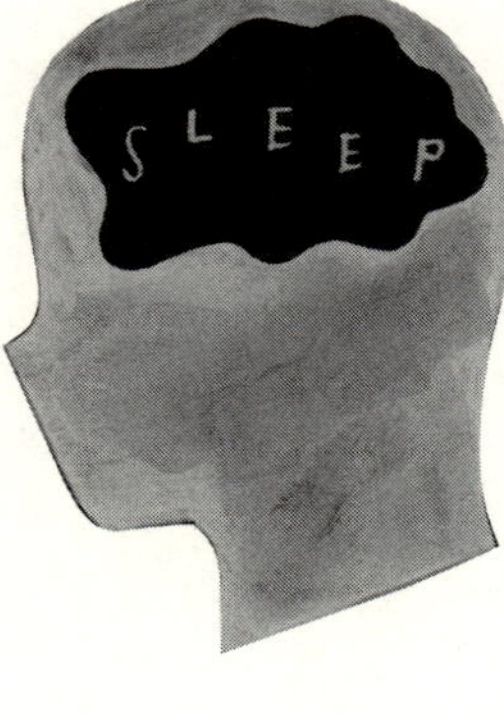

しかし、太陽系外や、他の銀河系への旅行となると、これだけでは不足であろう。もちろん、宇宙船の技術が大幅に発展していることが前提となるが、それでも光より速い宇宙船は物理的につくれない。太陽系外の星に行くには、数百年単位の膨大な時間が必要になる。こうな

るともう、自然の動物にみられる冬眠でも対応できないだろう。

冬眠しているときも生体機能は、そのスピードは通常時よりずっとスローモーションではあるが、止まることなく働きつづけており、時間が止まっているわけではない。眠った状態のまま何百年も、老化せずにいられるためには、冬眠ではなく、人体の冷凍保存技術（クライオニクス）が必要となるだろう。この章の冒頭に述べた「冷凍睡眠」がこれに相当する。生体を普通に凍結すれば当然、死んでしまうので、画期的な凍結保護剤の開発が必要になる。こうした技術は、神経系の操作を利用した人工冬眠とは分けて考えるべきものである。

覚醒するときに生じるリスク

ジリスなどの冬眠動物は、半年近くを冬眠の状態ですごすが、その間、ずっと冬眠状態を維持するわけではなく、深冬眠と中途覚醒を繰り返す（図４－１参照）。中途覚醒では、体温が数時間で急激に高くなり、循環機能を含めた生理機能も、急速に元に戻る。こうした急速な変化は、通常の動物なら「再灌流障害《さいかんりゅうしょうがい》」とよばれる組織障害が生じるリスクがある。冬眠動物は冬眠からの覚醒時にも生体機能が適切に全身をコントロールしているため障害を起こさないと考えられるのだが、人工冬眠でも、同様に覚醒時の問題をクリアしなくてはならない。急速に生理機能を回復させることがどのような問題を引き起こすのか、また、どうすればそれらの問題を起こさず制御できるのか、今後解明していく必要があるだろう。

また、冬眠動物の冬眠中は、脳内でも大きな変化が起きていると考えられるが、神経系の機能は冬眠前の状態を維持できているのだろうか。

たとえば、冬眠中のような低温では、海馬のニューロンがもつ長期増強の機能が失われるとされているので、冬眠が記憶に及ぼす影響についても明らかにしておかなくてはならないだろう。冬眠に入る前の記憶が失われたら、人生の連続性が担保されなくなるおそれがあるからだ。米国の作家アンディ・ウィアーの『プロジェクト・ヘイル・メアリー』(2021年)では、冷却や代謝抑制技術をもちいた人工冬眠を、人類が星間移動に利用する手段として描いている。主人公ライランド・グレースは、冬眠中に記憶喪失の状態に陥り、自分がどこにいるのか、なぜそこにいるのか、何をすべきかをほとんど覚えていない状態で目を覚ました。だがその後、フラッシュバックや突発的な記憶の断片を経験することで「記憶が再構築」されていく。実際、冬眠動物では海馬のニューロンにおいてシナプスの数が冬眠中に減少したが、復温後に回復した、という報告もある。これは覚醒後に「記憶が再構築」される可能性を示唆している。

しかし、こうしたシナプスの改変は、通常の睡眠におけるノンレム睡眠時にも観察されることが知られている。ノンレム睡眠も記憶に大きな影響を及ぼしており、冬眠とノンレム睡眠、冬眠と記憶の関連は、これから注目すべき研究テーマといえるだろう。

むすび

『夏への扉』は、主人公が人工冬眠で行きついた未来で、失われた人生の輝きを取り戻す物語だ。主人公のダンは人工冬眠装置によって1970年から2000年に「タイムスリップ」する。その間、まったく年をとらないので、これは人工冬眠というより、先述した冷凍保存技術（冷凍睡眠）ととらえたほうがよいかもしれない。飼い猫のピートも一緒に冷凍睡眠に入るが、そのメカニズムについては明らかにされていない。

本作では、物語の中の「未来」（2000年）には、タイムマシンも完成していることになっているが、人工冬眠技術のほかに少し注目に値するのは、金や株などの資産価値が、未来で大きく変動することにまつわる物語でもあることだ。そもそも冷凍冬眠サービスは、生命保険会社が運営しており、未来で増えているはずの莫大な富を手にする可能性も買うということになっている。このあたりは、もし本当に人工冬眠や冷凍睡眠が可能になったら、社会的な問題や倫理的な課題にもつながる内容だと思う。くわしいストーリーについてはぜひ、みなさん自身がこの作品を楽しみながら確認していただきたい。

ちなみに、冷凍睡眠や人工冬眠が登場する作品は、ほかにも非常に多い。小説では中国の劉慈欣《りゅうじきん》によるSF大作『三体』（2008年）があり、映画でも人工冬眠による宇宙旅行中にアクシデントで目を覚ましてしまう男を描いた『パッセンジャー』（2016年）や、『エイリアン』シリーズ（1作目は1979年）など、枚挙にいとまがない。手塚治虫のライフワークともいえる漫画作品『火の鳥』（雑誌連載開始は1954年）は、過去から未来に至るきわめて壮大な時間軸で描かれる作品群だが、未来を扱った「望郷編」「宇宙編」「未来編」など、複数のストーリーに冷凍睡眠が登場する。ただ、本章の内容に最も近いと思われるのは、アーサー・C・クラークの小説をスタンリー・キューブリックが映像化した『2001年宇宙の旅』（1968年）であろう。まさにこれは、太陽系内の有人宇宙探査に関する物語だからだ。ここでもちいられているのは、冷凍睡眠というより人工冬眠といえるかもしれない。

参考文献

参1 A. Choukèr, J. Bereiter-Hahn, D. Singer, G. Heldmaier, Hibernating astronauts—science or fiction? Pflügers Arch. - Eur. J. Physiol 471, 819-828(2019).

参2 M. Jastroch, S. Giroud, P. Barrett, F. Geiser, G. Heldmaier, A. Herwig, Seasonal Control of Mammalian Energy Balance: Recent Advances in the Understanding of Daily Torpor and Hibernation. J. Neuroendocrinol. 28 (2016), doi:10.1111/jne. 12437.

参3 F. Geiser, Hibernation. Curr. Biol. 23(2013), pp. R188-R193.

参4 J. Hui, J. Feng, Y. Tu, W. Zhang, C. Zhong, M. Liu, Y. Wang, L. Long, L. Chen, J. Liu, C. Mou, B. Qiu, X. Huang, Q. Huang, N. Zhang, X. Yang, C. Yang, L. Li, R. Ma, X. Wu, J. Lei, Y. Jiang, L. Liu, G. Gao, J. Jiang, the LTH-1 T. collaborators, Safety and efficacy of long-term mild hypothermia for severe traumatic brain injury with refractory intracranial hypertension (LTH-1): A multicenter randomized controlled trial. EClinicalMedicine. 32 (2021), doi : 10.1016/J. ECLINM.2021.100732.

参5 K. H. Dausmann, J. Glos, J. U. Ganzhorn, G. Heldmaier, Hibernation in a tropical primate.

Nature. 429, 825-826 (2004).

(参6) T. M. Takahashi, G. A. Sunagawa, S. Soya, M. Abe, K. Sakurai, K. Ishikawa, M. Yanagisawa, H. Hama, E. Hasegawa, A. Miyawaki, K. Sakimura, M. Takahashi, T. Sakurai, A discrete neuronal circuit induces a hibernation-like state in rodents. Nature. 583, 109-114 (2020).

COLUMN

■2■ 脳が体温を調節するしくみ

脳の深部にある視床下部は、生体の恒常性を管理するうえで大変に重要な働きをしている。恒常性とは状態を一定に保つことだが、さらに正確にいえば、生体のさまざまな状態を適切な値に設定する機能だ。さまざまなホルモンの濃度、血圧、体重などはすべて視床下部が関与して適切な範囲に保たれている。そして体温にも恒常性がある。健康であれば、日内変動はあるものの、体温はせいぜい1.5℃くらいの変動幅に収まっている。体表面の温度と体深部の温度（深部体温）に分けて体温をみれば、体表面の温度は部位によってかなり異なるが、深部体温はきわめて一定（ヒトであれば37℃強）に保たれている。これにもサーモスタットのような視床下部の働きが関わっている。

視床下部は脳の深部にあり、ヒトでは5

COLUMN

グラム程度の小さな領域だが、機能的に細かく分かれている。そのなかで体温制御をする部分である「視索前野」では、体温の情報をもとに自律神経や内分泌を介して適切に体温を制御している。恒温動物の場合、熱をつくりだすのはおもに、筋肉の収縮と、褐色脂肪細胞とよばれる脂肪組織だ。筋肉は通常、エネルギー（ＡＴＰ）を使って運動しているが、体温が下がると運動を引き起こさず、「ふるえ」という形で収縮して、熱を産生する。褐色脂肪細胞は、通常はＡＴＰをつくる働きをもつミトコンドリア内のプロトン勾配をショートさせて、ＡＴＰではなく熱としてエネルギーにして熱産生するのである。ヒトの成人では褐色脂肪細胞はごくわずかしか存在していないとされるが、ベージュ脂肪細胞というものがあって熱産生に関与している。

一方、体温を下げるには、皮膚表面の血流を増やすなど血流の分布の制御や、発汗、あえぎなどにより熱を放散する。これらを脳で視索前野がコントロールしているわけだ。

第5章 記憶は書き換えられるか

この頭の中には、二通りの記憶が刻みつけられてるんだ。いっぽうは現実、いっぽうは非現実。だがおれには、どっちがどっちだかわからん。

フィリップ・K・ディック『追憶売ります』（1966年）

『追憶売ります』(We Can Remember It for You Wholesale) は、フィリップ・K・ディックが1966年に発表した短編SF小説だが、何よりこの作品は、アーノルド・シュワルツェネッガー主演、ポール・バーホーベン監督の映画『トータル・リコール』(原題：Total Recall、1990年) の原作となったことで知られている。最近では、小説の邦題も『トータル・リコール』となっているようだ。

原作と映画ではかなりの違いがあるが、人間の脳に、本物とまったく変わらないリアリティをもった記憶を植えつけるというアイデアは同じである。この物語のなかでは、記憶を売ることをビジネスにしている会社が存在するのだ。主人公は有能な諜報部員だったが、記憶を書き換えられて、平凡なサラリーマンとしてまったく別の人生を過ごしている男である。ちなみに寺沢武一作の人気漫画・アニメ作品『コブラ』(1978年連載開始) でも、初回に本作品と似たプロットが見られるのは、この作品をオマージュしていたのかもしれない。

記憶は曖昧で脆弱だからこそ価値がある

私たちの脳にはそれぞれ、人生で体験したことを記録しておく機能が装備されている。記憶である。これまでの人生で経験したさまざまな想い出は、私たちにとってかけがえのない財産であり、現在の私たちを私たちたらしめているものでもある。私はみずからの体験や愛する人、家族や友人たちとの想い出こそ、この世で最高の「財産」だと思っているのだが、みなさんはいかがだろうか？

だが、生き生きとしたリアルな記憶だと思っていたものが、じつはすべて何者かによって書き換えられた〝つくりもの〟だったとしたらどうだろう？　あなたの脳につまっている想い出が、すべてフィクションだったとしたら？　あなたの人生があなたの人生であることは、あなたの記憶が保証しているわけだが、幼少期から続くその記憶がすべて改竄されていたなら、本当はあなたがまったく別の人生を歩んでいたとしても気がつかないだろう。そんなミステリアスな設定も可能なことから、記憶の書き換えや改竄をテーマにしたＳＦ作品も多い。

ヒトの記憶は、コンピュータの記憶素子に蓄えられているものとは性質が異なる。コンピュータであれば、データはハードディスクやＳＳＤなどにセーブしておけば、あとで元のデータとまったく同じものをきわめて正確に取り出したり、複製したりできるし、多くの記憶デバイスは上書きも修正も可能だ。しかし、生物の記憶はそうではない。古い記憶は曖昧な形でしか取り出せないことが多いし、さまざまな形に変容している。「人生」という歴史の中には、さまざまな出来事や想い出がたくさん詰まっているはずだが、情報は均一にストア（保管）されるのではなく、つねに重みづけをされながら記録されていく。たとえば、お気に入りのレストランで好きな人と一緒に楽しい会話をしながら食べた食事の内容は、数年前のものでも鮮明に覚えていることもあるが、何でもない日常のなかで3日前の夕食に食べたものを思い出すことは、ちょっとした困難ではないだろうか？

また、記憶は想像以上に大きく変容する。大切な想い出は美化され、より美しいものになっていることも多いし、いやな想い出はより酷いものとして記憶している可能性もある。私たちの人生はもともと、私たちの脳それ自身によって改変されたものなのであり、その意味では私たち自身による作品なのだ、という見方も可能だろう。

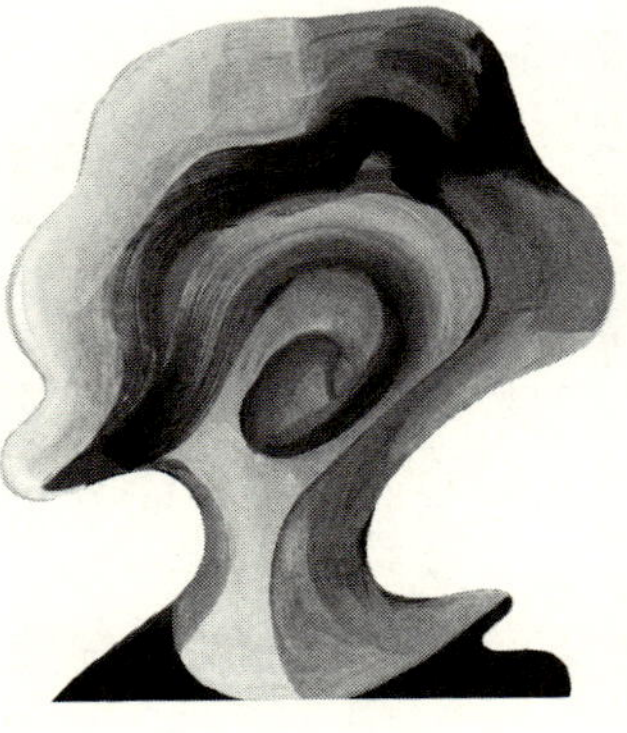

さらにPCやデバイスと異なる点は、それぞれの記憶には特有の感情がともなっていることだ。楽しかった記憶を想起するだけで、そのときの状況が生き生きとした喜びの感情とともに引き起こされるし、つらかった記憶も、ほろ苦い想い出とともによみがえってくる。

このようにヒトの記憶は脆弱《ぜいじゃく》かつ曖昧なものなので、すべてをもっと正確かつ確実に記憶できたら、と考える人も多いだろう。しかし、逆に人生で体験するすべてを完全に覚えていたら、大切な記憶が不必要な情報に埋もれてしまう。だから、脳には大脳辺縁系というシステムがあり、情動（感情と同じと考えてよい）によって記憶が重みづけされているのである。

そして、私たちの記憶は高精細な動画のように記憶されることはない。おぼろげな不確実性をもった記憶こそが、生物的に真にリアルな記憶なのだということもできるだろう。脳の中でデフォルメされ、感情に色づけされた記憶こそが、私たちの人生を彩る貴重なものなのだ。

記憶にもいろいろある

「記憶」というと私たちは、なんらかの事柄を覚えて、それを言葉にして想起することを思い浮かべるものだが、じつは記憶には、さまざまな種類がある。

うまくできなかった技能（ゲーム、スポーツ、楽器の演奏など）が上手になることも記憶だし、特定の事柄をなんらかの情動と結びつけるのも記憶なのである。独特の言葉の印象もあいまって、「海馬」という部位が記憶に関係しているとはよく知られているが、逆に、記憶といえば海馬のみが関与しているといった誤解にもつながっているようだ。海馬は「陳述記憶」という、記憶の一側面にきわめて重要な役割を果たしてはいるが、じつは、脳にはほかにも、さまざまな部分が記憶装置としての機能をもっていて、海馬はそれらの一領域にすぎない。

たとえば、情動に重要な役割を果たしている扁桃体も、記憶システムとして重要であり、こちらは「情動記憶」といわれる種類の記憶を担当している。技能や手続きなどに関する記憶では、大脳基底核や小脳が重要な働きをしている。

大きくみれば、記憶は陳述記憶（あるいは陳述的記憶）と非陳述記憶（非陳述的記憶）とに分けられる（表5－1）。また、思考をするために一時的に低容量の記憶を短期間保持する、作業記憶（ワーキング・メモリー）もある（第2章参照）。

陳述記憶とは、出来事などを言葉に置き換えた形で引き出せるタイプの記憶である。きょう一日に体験した出来事を日記に書いたり、ブログで発信したりすることを思い浮かべてほしい。これらは、体験した出来事の記憶を言葉で置き換えて表現している。これが陳述記憶の一つである「エピソード記憶」である。

陳述記憶

出来事などを言葉に置き換えて引き出す記憶

エピソード記憶	きょう起きたことを日記やブログに書く
意味記憶	単語やアイコンを特定の事象と結びつける

非陳述記憶

言葉に置き換えられない（置き換えにくい）記憶

手続き記憶	楽器、タイピング、ゲームなどの巧緻さ
情動記憶	手がかりによる情動記憶…感覚情報に接するだけで恐怖や喜びをおぼえる 文脈による情動記憶…その場の雰囲気と感情を結びつける

ワーキング・メモリー（作業記憶）

思考するために、一時的に低容量の記憶を短期間保持する

表5-1　記憶の種類

陳述記憶には、エピソード記憶だけではなく、単語やアイコンなどを特定の事象に結びつける記憶も含まれる。こうした記憶を「意味記憶」とよぶ。リンゴという単語を見れば、日本語のわかる人なら赤く丸い果物を想起するだろう。これが意味記憶である。単語だけでなく、何かのトレードマークや国旗、パソコンやスマホの画面上に並ぶアイコンなどと、特定の事象(メーカー、国、アプリなど)を結びつけるのも意味記憶である。受験勉強などでの英単語の暗記は、この記憶に相当する。このように陳述記憶は言葉に関わる記憶ととらえるとわかりやすいが、ヒトのようには言葉を使わない(使えない)動物も、陳述記憶をもっていると考えられる。言い換えればヒトは、陳述記憶を言葉で表現するようになったともいえる。

記憶には逆に、「言葉に置き換えられない」あるいは「言葉に置き換えにくい」タイプの記憶もある。これが「非陳述記憶」であり、この中には、無意識に成立している記憶も含まれる。むしろ、私たちは意識することなく、多くの非陳述記憶をもっていると考えたほうがよいだろう。非陳述記憶は陳述記憶と同時並行で成立していくことが多いため、ある非陳述記憶の成立に関する出来事は、すべて記憶に残っているような気がするものだが、じつは両者は独立したものであり、その成立にまつわるエピソードが、陳述記憶には残っていないこともある。ある対象が怖かったり、嫌いだったり、好きだったりするとき、どうしてそう感じるのか自分でもわからない場合は多いだろう。

非陳述記憶の代表的なものとしては「手続き記憶」と「情動記憶」がある。

手続き記憶とは、技能や運動の巧緻性などに関する記憶である。できなかった運動ができるようになる、弾けなかったピアノのパッセージ（一節）が弾けるようになる、タッチタイピングができるようになる、ビデオゲームがうまくなる、などは、すべて脳機能に内在された記憶装置によるものなのである。

では、もう一方の非陳述記憶である情動記憶とは、どのようなものだろうか。たとえば、視覚や聴覚、触覚など、さまざまな感覚情報が、本来であれば、あなたにとって怖くもうれしくもないもの（中性の感覚情報）であるにもかかわらず、恐怖や報酬と一緒に与えることを繰り返すと、あなたはその感覚情報に接するだけで恐怖や喜びをおぼえるようになる。これが情動記憶である。そして、こうした情動記憶をつくりだす学習過程を「条件付け」とよび、与えられる感覚情報を「キュー」（手がかり）、その背景にある情動記憶を「手がかりによる情動記憶」とよぶ。こうした情動記憶には、大脳辺縁系、とくに扁桃体が重要な働きをしている。

情動記憶は、シンプルな感覚刺激だけと結びつくものではない。恐怖や喜びを体験するまでのストーリーや、そのときの、その場の雰囲気などにも結びつく。「その場の雰囲気」は、そのとき五感が受信した情報を脳が判断して、特定の感情（あるいは情動）と結びつけて記憶しているものであり、似た要素をもった体験をすると、過去の喜びや恐怖などの情動がよみがえるのはそのためである。この記憶も、言葉で簡単に言いあらわせるものではない。こうした記憶を「文脈に関連づけられた情動記憶」あるいは単に「文脈による情動記憶」とよぶ。私たちはときに、「なんかいやな予感がする」ことがあるだろう。そしてときに、その予感は的中する。これは予知能力ではなく、過去の体験からつくられた「文脈による情動記憶」のためである。その場の雰囲気は、五感がとらえた情報や、体験に至るストーリーがつくっている。たとえ、明確に陳述記憶に残っていなくても、あるいは陳述記憶としては想起できないとしても、情動記憶として残っていて、それが発現すれば「いやな予感」となるのだ。こうした「文脈による情動記憶」には、扁桃体に加え、海馬も必要になってくる。

記憶というものを考えるうえで大切なことは、記憶にはこのようにさまざまな種類があり、とくに非陳述記憶は、特定の体験によって陳述記憶と並行してはいるが、独立して成立していることだ。それらが織りなすさまざまな要素が働いて、記憶は有機的な、リアリティをともなったものになっているのだ。つまり、ヒトの記憶は多層構造になっていると言ってもよい。

したがって、仮にSFのように陳述記憶だけをデータとして取り出しても、無味乾燥な事実の羅列となってしまうだろう。もしも「記憶の書き換え」を行うのであれば、陳述記憶と並列に成立している非陳述記憶についても考える必要があるのだ。

海馬による陳述記憶の生成

陳述記憶だけを書き換えても、リアリティをもった（感情をともなった）記憶にはならないことはわかったが、ここではまず、陳述記憶がどのように形成されているかをみていこう。

いまでは一般の人たちにもよく知られている「海馬が記憶に関わる」ことが明確に示されたのには、ヘンリー・グスタフ・モレゾンという人物の人生が大きく影響している。１９２６年生まれの彼は、２００８年12月に亡くなるまで、長らく「Ｈ・Ｍ」とイニシャルだけでよばれていた。

ヘンリーは難治性のてんかんを患っていた。16歳ころからは強直《きょうちょく》性間代性《せいかんだいせい》痙攣という痙攣症状もともなうようになった彼は、ハートフォード病院の脳神経外科医ウィリアム・スコヴィルの治療を受けることになった。難治性てんかんの治療には、その発生源を切除する必要があったが、脳波検査を繰り返しても、てんかんの発生源を見きわめることはできなかった。当時、内側の側頭葉を切除しててんかん発作が改善した例がいくつか知られており、スコヴィルはこの手術に踏み切ることにした。そして彼は、やや冒険的な手術をヘンリーに施術したのだった。1953年にヘンリーは、両側の海馬を含む内側側頭葉皮質と、皮質下の構造を部分切除された。大脳辺縁系の一部が感情と関連していることは当時、すでにわかっていたが、記憶に関わる機能がどこにあるのかは、よくわかっていなかった。

手術の結果、ヘンリーのてんかん発作はほぼ消失した。しかし、彼はきわめて大きな代償を払うことになった。手術後の彼は、新しい陳述記憶をつくることが永遠にできなくなってしまったのだ。

このことが、海馬の機能に関して非常に重要な知見を提供した。その後の記憶に関する神経科学は、おもに遺伝子改変マウスをもちいて海馬のメカニズムについて解明を進めてきた。

海馬とは、「海馬体」とよばれる複合体の一部であり、層構造をもっている（図5－1）。海馬体のもう一つの重要な要素に「歯状回《しじょうかい》」があり、海馬と密接な関連をもっている。

海馬には「錐体細胞」、歯状回には「顆粒細胞」とよばれる、グルタミン酸を神経伝達物質とするニューロンが存在する。海馬はCA1、CA2、CA3の各部位からなり、CA3の錐体細胞は歯状回からの入力を受けてCA1、CA2の錐体細胞に出力している。つまりグルタミン酸作動性ニューロンが、歯状回の顆粒細胞→CA3の錐体細胞→CA1とCA2の錐体細

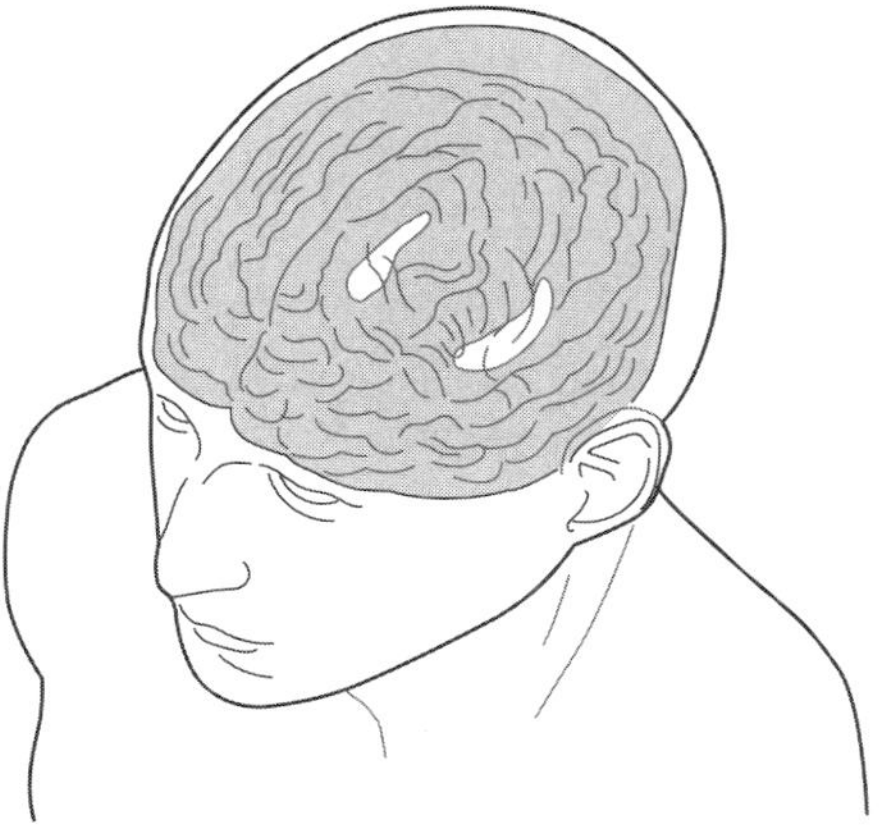

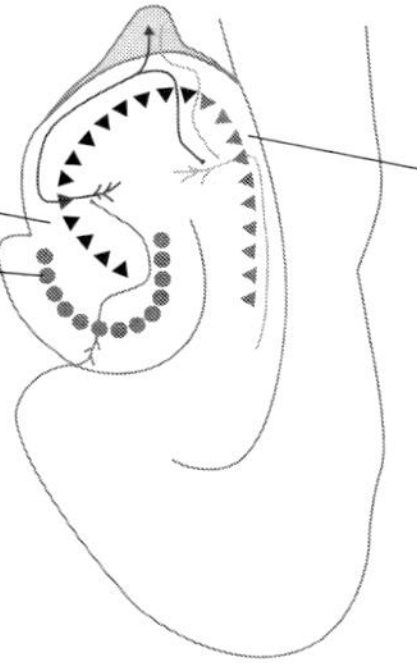

図 5-1　海馬の位置と構造
上：ヒトの脳における海馬の位置（2つの白い部分）
下：マウスの海馬の構造

胞という経路で、直列につながっている。この経路は「長期増強」（↓コラム3）とよばれる機構をもち、入力をたくさん受けるほど伝達効率がよくなるメカニズムをもっている。この機構が海馬を記憶装置として成立させていると考えられている。

歯状回からの入力を受けると、海馬の中では、ニューロンの発火パターンや特定の神経回路の活動を記録した「メモリー・エングラム」とよばれる記憶痕跡がつくられる。さらに大脳皮質のニューロンに働きかけることによって、取り出せる形の記憶として成立する。つまり海馬は、記憶が成立したフレッシュな時期に大脳皮質と協働的に働いて、それを維持している。

やがて年単位の時間の経過とともに、大脳皮質の機能は、海馬の助けがなくても記憶が取り出せるように変化していく。ヘンリー・グスタフ・モレゾンは手術後の記憶はまったくつくれなかったが、手術以前、ハイスクールに通っていたころに住んでいた家の間取りや、住所、電話番号などは容易に、かつ正確に思い出せたのである。

つまり海馬とは、新たな記憶をつくるために大脳皮質の働きを助ける装置なのだ。記憶後の初期の段階では、海馬がないと記憶の成立も想起もできないが、記憶は最終的には大脳皮質、とくに側頭葉の皮質で保持され、数ヵ月から2年くらいの期間を経て、海馬の助けがなくても大脳皮質から取り出し、前頭前野で認知できるようになる。これが長期記憶である。

陳述記憶の書き換えはこんなに難しい

　このようなことから、記憶が成立して初期の段階でなら、海馬のメモリー・エングラムを構成する神経回路を操作することにより記憶の操作、あるいは書き換えは可能かもしれない。実際にマウスをもちいた実験では、メモリー・エングラムを構成するニューロンをラベルして、人工的に再活性化させると、記憶を想起させられることが示されている。

　しかし、記憶の移植となると、話は変わってくる。ニューロンを自由につなぎ変えるには、かなりの技術革新が必要だし、そもそも、どのような記憶がどのようなメモリー・エングラムになるかという構造的な理解の難しさは、想像を絶する。たとえ同じ記憶であっても、結果としてつくられるメモリー・エングラムには個体差があるはずだ。また、メモリー・エングラムは完全に固定された形で海馬に存在するわけではなく、改変されながら記憶を維持していると され、このあたりのメカニズムはほとんどわかっていない。したがって、もしヒトの脳の神経回路を自由につくり変えられる技術が実現したとしても、他人の記憶のメモリー・エングラムを、特定の誰かのものにつくり上げるのは筆舌に尽くしがたい困難といえそうだ。

　さらにハードルが上がるのが、記憶が大脳皮質に移動し、海馬の関与がなくなってからだ。

かつて米国の神経科学者カール・ラシュリーは、ラットのさまざまな部位の大脳皮質を切除する実験から得られたデータより、「記憶は特定の脳領域に局在して蓄えられるのではなく、大脳皮質全体に分散して蓄えられる」と考えた。海馬には明確なメモリー・エングラムがあり、それを完全に解析する技術や神経回路を書き換える技術が開発できれば、成立した初期の記憶に改変を加えることはできるかもしれない。しかし、成立から長時間を経た記憶は、大脳皮質に広範に分散して、ホログラムのように想い出が蓄えられていると考えられる。だとしたら、それに関係するニューロンを解析したり、改変したりすることは、もはや不可能に近いだろう。第2章で考えた「脳と電子デバイスの融合」よりも、はるかにハードルは高いと思われる。本格的に記憶の書き換えが可能になるのは、「電脳化」が実現したあとの話なのかもしれない。

非陳述記憶は書き換えられるか

では、非陳述記憶の操作や書き換えについてはどうだろうか。前述したように、非陳述記憶には、情動記憶と手続き記憶があるので、それぞれについてみていこう。

情動記憶は、なんらかの感覚情報と、うれしい、哀しい、怖いなどの感情を結びつけることで好き嫌いのもとになったりしているものだが、この記憶を移植するのは比較的容易だろう。神経系の操作を行わなくても、音や視覚イメージなどの手がかり（キュー）を提示しながら、痛みを繰り返し与えれば、その音やイメージを嫌いになるだろうし、逆に喜びを与えれば好きになるだろう。こうした原理はすでに「行動療法」とよばれる精神科的治療法の原理ともなっている。

では、手続き記憶についてはどうだろう。超一流のアスリートや楽器奏者の技能を、他人に移すことは可能だろうか？　もしそれが実現したら、さまざまな恩恵とともに弊害も予想され、人類社会にもたらすインパクトははかりしれない。

だが、これには陳述記憶と同等、あるいはそれ以上の困難がともなうだろう。なぜならば、手続き記憶は大脳皮質運動野や大脳基底核、小脳などを含む、きわめて広範な脳領域によって成立しているからだ。とくに、大脳基底核の機能は現代においても未知の部分が多く残されており、神経科学的な解明が必要だ。大脳基底核は、脳全体の情報をキャッチして、全身の筋肉への命令を出すタイミングを制御している。そして基本的な運動のプログラムをもっており、その組み合わせを適切に使うことによって、運動野の機能をコントロールしている。このような重要な機能をもっているのにもかかわらず、大脳基底核がどのようにして行動や運動に関わっているのかを詳細に明らかにすることはできていない。

一方で小脳も、脳全体の情報から、現在行っている運動に関して、骨格筋への出力をスムーズかつ適切な量にするために機能している。小脳における運動の最適化も、一種の記憶である。特定の運動に関する記憶が、こうした複数の脳領域において、それぞれどのようにストアされるのかを詳細に解明しなければ、手続き記憶を移植することは不可能だといえる。

むすび

あなたの人生はあなたを培ってきたものであり、あなたは記憶があるからこそ、あなたなのである。だから記憶を改変することは、別の人間をつくることでもある。そんなミステリアスな不思議さから、記憶の改変はＳＦでもタイムリープと並ぶ魅力的なテーマである。本書ではたびたび紹介している『攻殻機動隊』でも、〝電脳化〟が一般化しているという設定から、記憶の改竄も多く登場する。

異色な例としては、クリストファー・ノーラン監督の『インセプション』（２０１０年）が挙げられる（主演はレオナルド・ディカプリオと渡辺謙）。人の心が無防備な状態、つまり夢を見ている間に、相手の潜在意識から秘密を盗み出したり、逆に相手の心にアイデアを〝植え付ける〟「インセプション」とよばれる任務にあたる男たちを描いたもので、「夢」を利用するという点がユニークだ。人生のリアルなストーリーを書き換えるのではなく、夢という一種の幻覚を使って、それを真実と思い込ませるという考え方だ。

じつは夢を見ているレム睡眠中は通常、脳には記憶を成立させないためのメカニズムが働いている。夢と現実を区別できなくなっては困るからだ。したがって「インセプション」をこの作品のように成立させるには、夢のイメージをうまく操作する方法や、レム睡眠中にも記憶システムをうまく作動させる技術が開発されることが前提になる。

『ジョー90』は、１９６８年にイギリスで制作されたスーパーマリオネーション（人形劇）作品（原案はジェリー＆シルヴィア・アンダーソン夫妻）で、「脳波記憶伝送機」という装置をもちいて、人の知識や経験を獲得できる少年が主人公だ。しかし単なる知識や経験だけではなく、技能も獲得できるようなので、この章で述べた手続き的記憶も転送されているのだろう。

繰り返すが、実際の記憶とは、さまざまなタイプの学習が並列に生じることで成立しているものである。単純に陳述記憶を書き換えるだけでは、リアリティに富んだ、本物と区別できないような記憶はつくれないだろう。しかし並列して成立した非陳述記憶を移植するには、手続き的記憶がかなり高い障壁となりそうだ。

COLUMN

■3■ メモリー・エングラムと長期増強

学習時に活動したニューロンの間では、シナプス伝達が増強されることが知られている。したがって記憶学習の際に同時に活動したニューロンどうしは、強いシナプス結合で結ばれる。こうしたニューロン集団に属するあるニューロン群が活動すると、それらがつくる神経回路が活動し、その結果として記憶が想起されるという考え方がある。このような神経回路が、メモリー・エングラムだ（あるいは単に「エングラム」「記憶痕跡」とも）。メモリー・エングラムが存在することは、海馬や扁桃体で実験的に確かめられている。

記憶の基盤になっているのは、「長期増強」（Long-term potentiation）というメカニズムであると考えられている。長期増強は、ニューロンどうしが連絡している部分であるシナプスによって生み出される。電

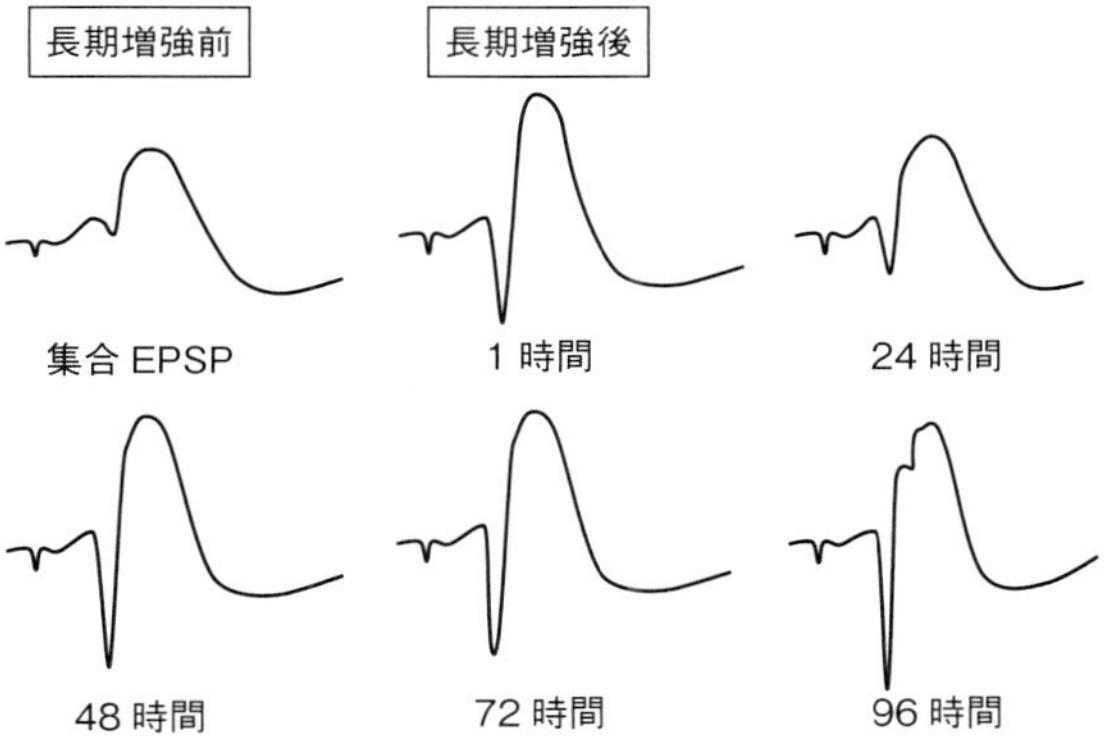

コラム図3　長期増強
シナプス結合が強化されて情報の伝達効率が高くなる

気活動である活動電位の伝導で情報を伝えているニューロンは大脳皮質だけで140億個以上あるといわれ、一つ一つのニューロンは少なくとも1000以上(場合によっては数十万にもおよぶ)、シナプスをもっている。そして、シナプスはつねに、構造やつながり方などを変化させている。これを「シナプスの可塑性」という。

　長期増強も可塑性の一つで、シナプス結合しているニューロンの情報を送る側を高頻度で刺激すると、結合が強化される現象である。つまり、何回も刺激していると、シナプスが情報を伝える効率が高くなるのだ（コラム図3）。

さらに刺激が続くと、シナプスは形を変えたり、増えたりして、機能をより高めていく。

第6章
脳にとって時間とはなにか

始まりで会おう（"I'll see you in the beginning, friend."）。

クリストファー・ノーラン監督『TENET／テネット』（2020年）

複雑なストーリーを斬新な映像で展開することで定評のあるクリストファー・ノーラン監督の『TENET／テネット』は、逆戻りする時間を映像で表現したSFアクション映画だ。同監督の『インターステラー』（2014年）では、時間の進み方は、その速さは変化するが、決して逆行はしないことになっていたが、本作品では「時間の逆行」がテーマとなった。なお、「TENET」というタイトル自体も回文になっていて、終わりから始まりへと時間が逆行するさまを暗示している。

われわれにとって時間とは何なのか

私は好きな映画やアニメは何回も観るたちだ。名作は何度観ても楽しいし、観るたびに新しい発見がある。しかし、リアルな人生においては、忘れたい過去も、大切な想い出も、たった一度きりのものだ。時計の針は巻き戻せても、時間を巻き戻すことは決してできない。時間とはいったい何だろう？　ほとんどすべての物理学の法則には、時間反転対称性があり、時間は過去も未来も同等に扱われるという。それならばなぜ時間は、未来への一方向にのみ進むのだろうか？

また、一般相対性理論では、時間と空間は「時空」という同等なものとして扱われる。では、空間において私たちは３次元のどの方向にも自由に移動できるのに、時間においてはなぜ、決して過去に戻れないのだろうか？　物理法則は未来と過去を区別しないというが、唯一の例外が「熱力学第二法則」、つまりエントロピー（＝乱雑さ）はつねに増大する、という原則だ。では、この法則がカギなのだろうか？

時間やタイムトラベルを扱ったＳＦ作品は多いが、この章では、脳の研究者からみた時間像について述べてみたい。私たちは「自分」という主観的な立場で宇宙や時空を理解している。しかし、科学の本質は物事を客観的にみることにある。認知し、理解している私たちの脳も、この宇宙の物理法則によって動いていることを忘れてはいけない。私は、私たちの脳や意識こそが「時間の一方向性」を規定するものだと思っている。

時間は意識の中にある!?

時間と空間について、誰よりも深く考えていたであろうアルベルト・アインシュタインは、古い友人であるミケーレ・ベッソが亡くなったとき、彼の遺族に書いた手紙のなかで次のように綴った。

ミケーレは私よりも少し早く、この不可思議な世界から旅立っていきました。でも、それはなんら意味のないことです。私たちのように物理学を信ずる者たちにとっては、過去、現在、未来というような区別は、幻影にすぎないからです。

天才物理学者であるアインシュタインがこのように述べたことにはおそらく、心情的なものだけではなく、科学的な理由がある。前述のようにほとんどの物理法則は、時間について過去と未来を区別していないうえ、彼が構築した一般相対性理論では、光速だけが絶対のものであり、時間は相対的なものにすぎず、相対速度や質量によって、時間の流れは影響を受けるとしているからだ。

しかし、私たちにとって、時間は過去から未来に一方向に流れていることに違いはない。そして無数の因果関係のなかで、私たちはこの世界を生きている。つまり、時間とは因果関係の列であるともいえる。だから私たちは、つい時系列に因果関係を見出そうとする癖がある。単なる偶然にすぎないことに、因果関係があると思い込んでしまうこともある。

時計のない大昔の人は、一日の時間を計るために星を使った。ある星がまったく同じところに再びやってくるまでの時間を、まず「１日」と決めた。もちろん１日周期の星の動きは地球の自転にもとづいているので、地球が１回自転するのが１日＝24時間である。相対性理論によれば、「相対的な速度差がなく、同じ強さの重力場をもつ系」にいるならば――たとえば、みながこの地球上にいるのであれば――だれの人生にも平等に同じ速さで時間は流れていく。

しかし、親しい友人や家族と楽しい時間を過ごしているときや、締め切りに追われて作業しているときには時間はあっという間に過ぎるように感じるし、退屈なときや、何かを心待ちにしているときにはなかなか時間が経たずもどかしいと感じる。また、アスリートがいわゆるゾーンに入っているとき、すべての動きがスローモーションになったように感じることがあるという。これらのことから、時間の進み方には、相対速度や重力場の強さだけではなく、意識も関係していることがわかる。

「ちょっと待てよ、それは個人の主観的な時間の感じ方であって、物理学的な時間とはなんの関係もないんじゃないか？」

そう思われた方は多いだろう。たしかに古典物理学では、この世界は絶対的なものであり、観測者の意識は、世界のあり方に何の影響も与えないという前提があった。だからニュートンは時間を絶対的なものととらえていた。つまり観測する人間が存在しようがしまいが、時間は一定に流れているはずだ、という考え方だ。

しかし、20世紀に台頭してきた量子力学では、われわれ「観測者」は、世界のあり方に重要な影響を与える。量子力学では、電子や光子などの量子の位置や運動量は「観測」する前には、シュレーディンガーの波動方程式であらわされる確率分布に沿って、すべての状態の重ね合わせとしてあらわされる。つまり「量子ゆらぎ」の状態にあり、観測者が「観測」することによって波動は収縮し、ある状態に確定するとされている。これがいわゆる「コペンハーゲン解釈」とよばれる、標準的な考え方だ。

ここに「観測」という要素が入っている以上、それをとりもつ「意識」という脳の機能を考えることが、量子力学を解釈するうえでは必須であると思われる。もし量子力学が示す通り、「観測」が物理現象に影響を与えるとしたら、観測者も一つの系に含めて扱うべきだろう。そもそも生物の生体機能も物理法則を無視して動くことはできないのだから、脳機能である意識や認知も、系の一つとしてとらえるのは当然のことだ。

では、そもそも量子力学における「観測」とはなんだろう?

これには、歴史的にさまざまな考え方があり、「シュレーディンガーの猫」(↓コラム4)や、それを発展させた「ウィグナーの友人」という思考実験をご存じの方も多いだろう。神経科学的に考えれば「観測」とは「人間の脳の〝意識〟という機能が、事象を認知すること」であり、コペンハーゲン解釈によれば、このときにものごとは決定するということになる。「シュレーディンガーの猫」では、人が観測する以前には猫は〝死んだ状態と生きた状態の重ね合わせ〟として存在しているともいわれるが、はたして人間の意識が電子の位置や運動量などを決定したり、はては猫の生死を決定したりするなどという、まるでオカルトのようなことが、本当に起こりうるのだろうか？

ニューロンは「時間の流れ」を利用して作動している

すべての生理学的な過程も、当然ながら物理法則のもとで作動している。生物だからといって、この宇宙の中で特別なことは何もない。そして当然のことながら生物も、熱力学第二法則、つまり「エントロピーは増大する」という法則にしたがう。前述したようにこの法則は、多くの物理法則のなかで唯一、時間の方向性を規定するものである。細胞内の化学反応、分子の相互作用から、筋肉の運動、行動に至るまで、すべての生体活動はこの法則にしたがっており、また、因果関係の列の中にある。もちろん、複雑な情報処理器官である脳も生体の一部であることに変わりはなく、したがって意識の作動原理もまた、この法則にしたがっている。

このことをもう少し具体的に理解するために、脳機能を支えるニューロンの作動原理を例に、エントロピーと細胞機能の関連についてみていきたい。

ただその前に、「エントロピーとは何か」ということをまず確認しておこう。エントロピーとは「無秩序さ」や「混乱の度合い」を表す概念であり、「システムがどれだけランダムで混沌としているか」を測る指標である。たとえば、部屋がきちんとかたづいているときは、エントロピーが低い（秩序が保たれている）状態であり、部屋が散らかっていくほど、エントロピーは高くなる。私たちの部屋が自然に散らかっていくように、エントロピーは時間にともなって自然と増えていくものであり、部屋をきれいにするにはエネルギー（掃除の労力）が必要だ。なんらかのエネルギーを使わないかぎり、エントロピーは必ず時間とともに増大する。

ここで、ある容器を考えてみよう。その容器には仕切りがあって、内側を二つの部屋に分けている。一方の部屋には濃い食塩水を、他方の部屋には薄い食塩水を入れたとすると、これはある秩序をもった状態と考えられる。つまり、食塩（NaCl）のイオン（Na^+やCl^-）と水分子が、それぞれの部屋に偏って存在しているため、系全体のエントロピーは低い状態である。

ではここで、二つの部屋の仕切りに穴が開いたら、食塩水はどうなるだろう？　時間とともに混じりあって、濃い食塩水と薄い食塩水の中間の濃度にどんどん近づいていくはずだ。やがて時間とともに、容器の中の食塩は、均一に分布することになる。これが時間とともにエントロピーが増大した（分子の配置がよりランダムになった）ということだ。この状態から自然に元の状態（濃い食塩水と薄い食塩水が分かれる状態）には戻らない。これは、エントロピーが減少する方向には自然に進まないためだ。エントロピーの増加は、エネルギーの分布がより均一になる過程と密接に関係している。この場合、イオンの「偏り」は、ある種のポテンシャルエネルギーのようなものであり、仕切りを取ることで、そのエネルギーが拡散し、より均一に分布する（エネルギーが「散逸」する）方向に進むわけだ。

そしてニューロンも、根源的には、この原理をもとに作動している。

事実、私たちの体はイオン（電解質）の適切な濃度分布によって機能している。細胞内外のイオンバランスが正常であることが、生命活動を維持する基本条件なのである。細胞の内外を隔てている細胞膜は、電荷のあるものを通しにくい性質があるので、イオンは基本的に通さない。しかし、細胞膜には「イオンチャネル」とよばれる、特定のイオンだけを通すしくみや、「ポンプ」とよばれる、エネルギーを使ってイオンを能動的に運ぶ分子が埋め込まれていて、これらを通ってイオンは細胞の内外を出入りしている（図６－１）。

細胞の内外では、各種のイオンの濃度に大きな差がある（表６－１）。これはポンプの働き

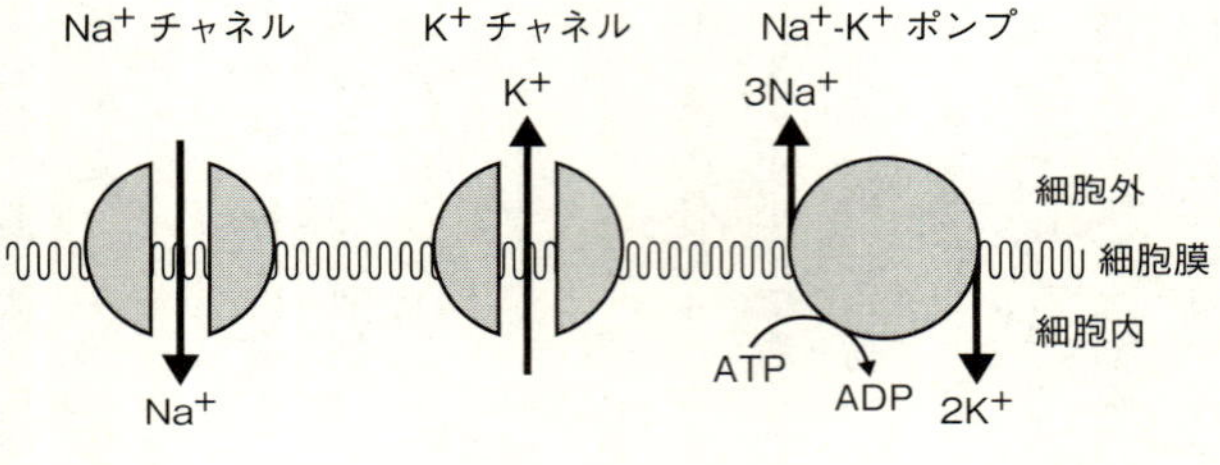

図 6-1　細胞膜に存在するイオンチャンネルやポンプの機能

左：イオンチャネルは特定の分子だけを通す
右：ポンプはATP分解で得られるエネルギーを利用して、エントロピーを小さくする方向に濃度勾配をつくりだす

によるものだ。なかでもとくに重要なのは、ナトリウムイオン（Na^+）とカリウムイオン（K^+）である。「Na^+－K^+ポンプ」という分子は、ATP（アデノシン三リン酸）がADPに分解されるときのエネルギーを利用して、Na^+を細胞外に運び、K^+を細胞内に運んでいる。この働きによって、細胞の内外にNa^+とK^+の濃度差をつくりだしているのだ。

この濃度差は、ニューロンが情報を伝えるために不可欠のものである。ニューロンが消費するエネルギーのじつに約70％が、このポンプの活動に使われている。前述したようにエントロピ

陽イオン	細胞内(mM)	細胞外(mM)
Na^+	5 - 15	145
K^+	140	5
Ca^{2+}	1×10^{-4}	1 - 2
Mg^{2+}	0.5	1 - 2
H_3O^+	7×10^{-5}	4×10^{-5}
pH	7.2	7.4
陰イオン	細胞内(mM)	細胞外(mM)
Cl^-	5 - 30	110
HCO_3^-	～10	～30
その他	100 - 125	2

表　6-1　各種イオンの細胞内外の濃度

ーは、エネルギーを使わないかぎり、つねに増大するが、ポンプはエネルギーを使うことでエントロピーが小さくなるようにイオンの濃度勾配（濃度差）をつくりだしているのだ。このために脳は、ほかのどんな組織よりもエネルギーをふんだんに使う組織となっている。

なぜそんなにしてまで、細胞内外にイオン濃度の差をつくらなければならないのだろう？

それは、ニューロンの最大の役割である情報伝達が、イオンの濃度差が打ち消される（エントロピーが増大する）方向に動くことを利用して作動しているからだ。以下、そのメカニズムを見ていこう

（図6－2上）。

細胞膜を隔てた内外のイオンの濃度差は、細胞膜の内外に電位差を生じさせる。正確には、イオンが濃度の高いほうから低いほうに移動する（エントロピーが増大する）ときに、電位差が生じる。これを「膜電位」という。

静止状態のニューロンでは「リークKチャネル」というイオンチャネルが開いている――つまり仕切りに小さな穴が開いているようなものだ――ため、K^+が細胞外へわずかに漏れ出す（プラスの電荷が外へ流れる）ことで、細胞内は約－60mVのマイナスの電位を保っている。この状態を「静止膜電位」とよぶ。

脳内物質（神経伝達物質）がニューロンに作用すると膜電位を変化させる。膜電位がプラス方向にシフトすることを「脱分極」とよび、マイナス方向にシフトすることを「過分極」とよぶ。ニューロンが脱分極して、ある一定の膜電位（閾値）に達すると、以下の変化が起こる。

①細胞膜の脱分極を感知して「電位依存性Na^+チャネル」が開口する。これにより、Na^+が細胞内へ急激に流入し、膜電位がプラス方向に変化する。

②脱分極を感知して「電位依存性K^+チャネル」も開口するが、電位依存性Na^+チャネルより時間的に遅いため、電位変化はNa^+イオンの動きの影響を大きく受け、一時的に大きくプラス

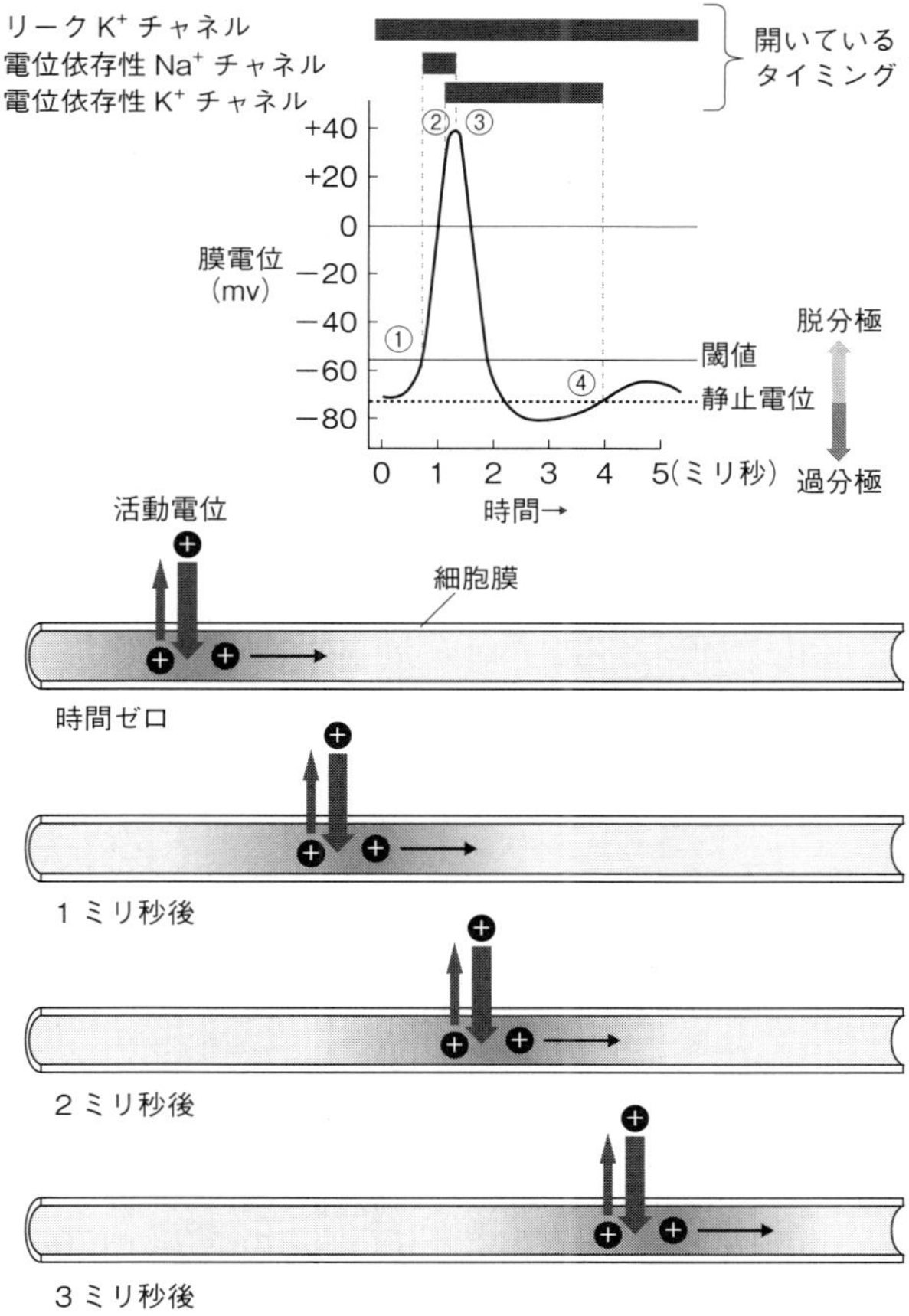

図6-2　活動電位の発生と伝わり方

脳は「時間のからくり」をつかって作動している
上：①で活動電位が発生するとNa^+イオンの細胞内への流入が生じる
下：軸索における活動電位の伝導

に振れる。
③しかし電位依存性Na^+チャネルは、一定の時間が経過すると閉じてしまう性質をもつ。
④そのあとも電位依存性K^+チャネルは開いているので、K^+が外へ流れ出す。これにより、電位が元に戻る。

この①～④の一連の変化を「活動電位」とよぶ。活動電位が生じた軸索のすぐ近くの軸索は、脱分極を起こす（図6-2下）。このメカニズムにより、活動電位はドミノ倒しをするように軸索を伝わり、最終的に軸索の末端に到達すると、神経伝達物質を放出する。これにより、次のニューロンへ情報が伝達される。このようにニューロンの機能は、分子の時間的な因果関係を巧みに利用したものなのである。

以上のように、ニューロンによる情報処理や伝達は、熱力学第二法則と、それが生み出している無数の因果関係にもとづいて行われている。ニューロンは「時間を利用したからくり」によって動作しているのである。

脳のメカニズムも世界の一部

かの天才ガリレオ・ガリレイは、ピサにある大聖堂で、天井から吊るされたランプが揺れるのを見て、とっさに自分の脈をとって時間を計り、振り子の周期の長さは、振幅の大きさにはよらないことを発見したという（この逸話は後世の創作という説が有力ではあるが）。このときガリレオは、脈拍が平常時にほぼ一定の間隔で打つことを前提として、振り子がリズムを刻む時間を計ったことになる。しかし、逆に考えれば、振り子の周期をもとに、いまの自分の脈拍がどのくらいかを知ることもできることになる。つまり、これは循環論法ともいえる。実際に昔は、振り子が時を一定に刻むものとして時計代わりに使われていた。つまり、もともと計時とは、時間的に変化するなにものかを使って、それと並行して動いている別のなにものかの時間的な変化を測定しているにすぎないのだ。絶対的な時間など、どこにもない。

国際標準単位（ＳＩ単位）では「１秒」の定義を１９６７年より、「セシウム１３３原子の基底状態の二つの超微細構造準位の遷移に対応する放射の周期の91億９２６３万１７７０倍の継続時間」としているが、これとて振り子と同じく、並行して時間的に変化しているものを持ち出して別の事象の変化を計っているにすぎない。

そして、ここまでにみてきたように私たちの脳のメカニズムも、その系の時間の流れにしたがって作動しており、それに逆らうことは決してできない。さきほどみてきたように、私たちの脳も、それを構成するニューロンも、周りの系と並行に、時間の流れとともに変化する。このことこそ、私たちにとっては、時間は一方向にしか流れないということと強く関係している。私たちの脳も身体も、その系に存在する物質である以上、他の物質やエネルギーと一緒に動くしかないのだ。観測者もまた、物理法則にしたがって作動している。つまり観測者自身の意識すらも、観測されるべき系の一部であるということに注目したい。因果関係とは、人間が時間の流れを意識するために設定されたルールだと言ってもよい。つまり人間は、エントロピーが増大する方向に「時間が流れている」と認知するようにできているわけだ。時間が逆戻りせずに、一定の方向に進んでいるように感じられるのは、ここに根本的な原因があると思う。

脳は過去しか記憶できない

また、記憶も時間感覚をもたらす重要なカギになる。脳は過去の出来事を記憶として残すことができるが、未来のことは記憶できない。これも脳の記憶システムがエントロピーの増大と因果関係をもちいたシステムで動いているからだ。

そして、私たちが世界を「認知」するのは、前頭前野に存在するワーキング・メモリー（作業記憶）のメカニズムによる。これは、いま現在を瞬時に記憶することができるが、瞬時に消えていくタイプの容量の少ない「記憶」である。つまり、現在を認知することすら「記憶」なのであり、その成立には「時間」が必要となる。いま現在ですら過去なのである。

私たちがいま生きている系、つまり地球上においては、どんなものも、光の速さに比べれば無視できる相対速度でしか動いていない。脳がつかさどる意識も、この系の時間と並行に動いている。一つの思考実験として、私たちが住んでいる地球上の時間の流れが仮に、早回しになったり、遅くなったり、逆回転したりすることを考えてみる。つまり、

1―2―3―4―5……と等間隔で流れている時間が、たとえば、

1―2――3―――4―5……と時間の進みにゆらぎが生じたり、

5―4―3―2―1……と時間が逆行したりすることを考える。そのとき、私たちは時間の流れをどう知覚するだろうか。

私たちは、時間は過去から未来に向けて一定の速度で流れていると知覚するはずだ。それは私たちの意識が、その系におけるもともとの時間の流れの影響を受けていて、そこから逃れられないからだ。つまり、私たちが知覚する時間の流れは、あくまでも主観的なものであり、その主観は、身を置いた系のそれによって決まる相対的なものだからだ。観測者を、系の影響をうけない特別な存在と考えること自体が間違いなのだ。

観測者たる私たちの脳も物質であり、物理法則にしたがって動いている以上、絶対的なもの

ではなく、その系の一部であると考えるべきだ。動画にたとえれば、私たちは時間とともに進んでいく物語を鑑賞する立場ではなく、物語の登場人物の一人にあたる。だとすれば、動画を巻き戻そうが早送りしようが、動画の中にいる私たちには何も関わりがないことなのだ。

時間がなければ、脳は機能しない。逆に脳がなければ、時間も存在しない。

未来はすべて決まっているのか

「ラプラスの悪魔」という言葉を聞いたことがあるだろうか？　フランスの数学者・天文学者であるピエール＝シモン・ラプラス（1749〜1827）が1812年に発表した『確率の解析的理論』のなかで仮定した、超人間的な知性である。

ラプラスはこの「悪魔」を、「ある瞬間のすべての物質の力学的状態と力を把握し、そのデータを解析できる知性をもつ存在」であると仮定し、そのような悪魔なら、物理法則にしたがってその後の状態をすべて計算し、未来を完全に予測することができると主張した。つまり、過去がわかれば未来のすべては確定してしまうということだ。

たしかに因果関係が厳密に物事を決めていくのならば、この宇宙が始まったときの初期条件ですべての歴史は決まってしまうだろう。キューを打ち出すときの強さ、摩擦係数、風向きなどをすべて加味すれば、ビリヤードのボールの軌跡が決まってしまうように……。時間の流れとは動画のようなもので、私たちはその登場人物だと述べたが、宇宙の始まりから遠い未来に終焉を迎えるまでの動画は、すべてのコマがすでに決定しているのだろうか？

しかし、ミクロの素粒子の振る舞いを考える量子力学は、そうではないことを示している。繰り返すが量子力学では、ものごとは「観測」するまで決定しないとされる。たとえば、原子核の周りに存在する電子は、一つの粒子であるとも考えられるが、観測されるまでは、原子核の周囲のどこかに存在していて、雲のようなその存在確率でのみ表される。

「二重スリット実験」（→コラム５）とよばれる有名な実験をご存じの方も多いだろう。電子または光子のような量子は、観測されないときには波のように振る舞い、観測されることで粒子として振る舞うようになる。二重スリット実験では、量子がどちらのスリットを通ったかわからない場合には波として振る舞い、どちらを通ったか「観測」すると、粒子として振る舞う。「観測」とはつまり、脳が認知することだ。量子力学の世界では「ヒトの脳が意識して、世の中の事象を認知することが、ものごとを決定していく」という私たちの直感とはかけ離れたことが起こる。観測者がいようがいまいが、世界のものごとは同じように進んでいくというのが私たちの直感だし、物理学者も量子力学があらわれるまでは、そう考えていた。しかし、ミクロの世界を記述する量子力学では、そうはとらえられないのだ。

もちろん、通常、私たちの目に見えているマクロの世界は構成要素が非常に多いので、量子の世界のように多くの可能性が等しく高い確率で存在するようなことはないだろうが、コンピュータの原理の創始者でもあるフォン・ノイマンも、ミクロの世界で成り立つことはマクロの世界でも成り立つべきであると考え、「人間の認知が関与することで初めて、世の中で何が起きているかが決まる」と主張していたという。近年では実験的なデータから、量子のミクロな世界だけではなく、われわれが知覚しているはずのマクロな世界でも、量子力学で起こっていることが成り立つとも考えられている（巨視的実在性の破れ）。

しかし、物事は観測されるまで決定されないならば、知的生命がいなかったころの宇宙ではいったい何が観測して、ものごとのありようを決めていたというのか？　ビッグバン以前の、インフレーションとよばれる過程では、宇宙は量子的だったはずだ。その宇宙はいったい、誰が観測したのだろうか？

意識が世界を選んできた

量子力学はこの世界のありようを最も正確に表しているとされている。しかし、それにもかかわらず、量子力学を直感的に理解することはきわめて困難だ。これは、私たちが自身の生活のなかで経験し、理解したものをベースにものを考えているからだ。私たちの脳の動作も時間に沿って作動するしかない以上、その時間をもとに作動する脳がつくった常識に縛られているからとも考えられる。

だがそうだとしても、「観測」を特別なものとすることは、非常に奇妙に思える。観測は最終的に脳に認知されるが、脳といえども物体であり、なんら特別視するべきものではない。脳そのものが時系列によって縛られており、その視点でしかものを見ることができていないのだ。

これはあくまで私見だが、先入観にとらわれないように量子力学を解釈していくと、唯一の、矛盾のない考えに到達するように思われる。私たちの観測が宇宙のあり方を決定しているというより、未確定な未来には、すべての可能性が重ね合わせとして存在しているのではないだろうか。そして、意識が次々と、あらゆる可能性の中から、一つの可能性を次々と選択しつづけているのではないか。脳のメカニズムも熱力学第二法則にしたがって動いているから、意識が選択できる可能性はエントロピーが増大したものだけに限られる。それが、「時間」というものの正体なのではないだろうか。

さらに想像をたくましくすれば、ある時点で別の可能性を選択して、別の世界に行った自分も、無限に存在するのかもしれない。これは、物理学者ヒュー・エベレット（1930〜1982）が1957年に提唱した「多世界解釈」という考え方に非常に近いが、脳や意識に着目している私にとっては、最も受け入れやすい考え方だ。

多世界解釈では、観測者も系の中の要素と考える。「観測によって波動が収縮する」などという不可解なことが起こるのではなく、多くの可能性の中のある一つの世界に、意識が入るにすぎない。また、「デコヒーレンス」とよばれる過程により、他の世界との干渉はなくなるので、過去からの因果関係のなかで、一つの時間だけが綿々と矛盾なく続いているように感じられる。もしかしたら、別の可能性を選んだたくさんの自分が別の人生を送っているパラレルワールドが存在しているかもしれないが、デコヒーレンスによりその世界と情報交換はできないため、永遠に知ることはできない。シュレーディンガーの猫も、猫が生きている世界と、猫が死んだ世界の両方がパラレルに存在していると考えれば、なんの不思議もなくなる。観測者の意識は、猫の生死を確認した瞬間に、どちらかの世界線に入り込むのだ。私たちは宇宙の観測者ではなく宇宙の一部なのであり、私の意識が宇宙のあり方を決定するなどという大それたことをしているわけではなく、たくさんの宇宙のあり方の一つを意識が選択しているにすぎない。そうだとしたら、とても自然なことに感じられるのではないだろうか。誰もが天動説を信じていた時代にコペルニクスが唱えて多くの批判と反発をうけた地動説が、いまではとても自然に感じられているのに似ていると思う。

未来と過去は、本来は等価なのかもしれず、だとすれば、過去のあり方にも無限の可能性があるはずだ。しかし、過去はすでに意識が認知して決定してしまったから、私たちの意識や記憶の中では一つの線におさまっている。いま同じ世界にいる人たちは、無限に存在した世界の中から同じ過去を共有しつづけて、ここまで来たのだ。

私たちが住むこの宇宙も、無数の可能性の中から、きわめて小さな確率で選ばれたものに違いない。そしてこの宇宙を選択したのは、観測することが可能な知的生命体として生まれた私たちの意識だったのではないだろうか。宇宙が無限に存在するマルチバースの中の一つだという考え方は、超ひも理論からも導かれている。

このようなことを考えていると、「終わってしまった」と思っていた過去も、いま目の前にある現在も、たいした違いはないように思えてくる。自分の意識はいまどこにあるか、というだけの問題なのだから。亡くなった肉親や、別れてしまった恋人との想い出も、過去と現在が等価だと考えれば、どこか違った見方ができるかもしれない。

時間の流れは「映画のコマ」

私たちが感じている「世界」は、世界そのものではない。たとえば、花の香りを感じたとして、その花が発する特有の匂いは化学物質に対応しているが、香りの認知や、それにまつわる感情の動きは、すべて脳が勝手につくりあげたものだ。私たちが「リアルな世界」だと思っているものはすべて、脳が自分勝手につくりあげた虚像にすぎない。

いや、私はちゃんとリアルに世界を見ているぞ、と反論する人もいるだろうが、たとえば、色について考えてみてほしい。それは、視覚系がキャッチすることのできる電磁放射線のうちのごくわずかな波長の可視光をとらえて、脳が自分に都合がよいようにつくったイメージにすぎない。このように、私たちが感じている世界はすべて、脳がつくったヴァーチャルリアリティなのである。そして、いままで見てきたように、時間の流れも脳がつくった幻想なのだともいえる。

ここで「コマ」といったが、物理学者のパウリ（1900〜1958）は、時間を素粒子の存在確率のように量子化することは不可能であると考えていた。しかし、時間も連続ではなく、量子のように離散的な値をとるという考え方もある。空間に「プランク長」という最小単位があるのであれば、時間にも最小単位があるはず、という考え方だ。カルロ・ロベッリ（１９５６〜）によるループ量子重力理論でも、時間は離散的であるとされ、最小単位はプランク長を光速で割った「プランク時間」とよばれるものだと考えられている。

ただいずれにしても、脳の作業記憶が成立するには一定の時間が必要なので、私たちが時間を意識し、観測するときは、ある程度まとまった時間を「１コマ」としてとらえているはずだ。この宇宙の時間軸上の出来事を、映画フィルムのコマのように飛び飛びに意識がたどっていると考えるとわかりやすい。アスリートがゾーンに入ったとき「周囲がスローモーションになったように感じる」のは、「時間のコマ」をより細かく認知できるようになるからかもしれない。

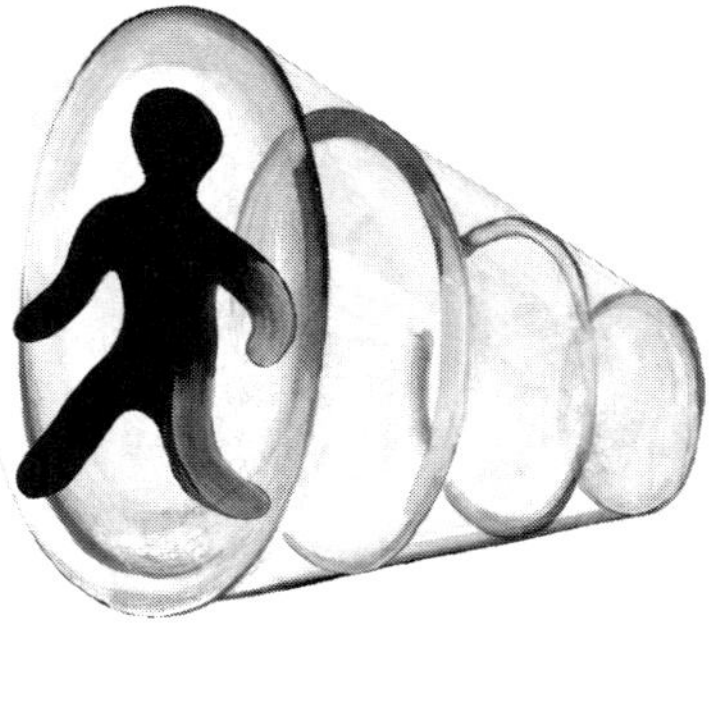

記憶と時間

前述のように、「記憶」も時間と強く関連する。私たちが過去を想起することが可能なのは、脳が記憶という機能を内蔵しているからだ。記憶にもいくつかの種類があるが、とくに過去の出来事を記録しているのが、陳述記憶だ。新たな陳述記憶の成立には海馬体が不可欠であり、その記憶は時を経て、大脳皮質に移行していくといわれている。

もしも新たな陳述記憶ができないと、どうなるだろうか？

第5章でお話ししたヘンリー・モレゾンの事例を振り返ってみよう（→125ページ）。彼は難治性のてんかん発作の治療のため、両側海馬を含む脳領域の切除術を受けた。手術後の彼は、新しい陳述記憶をつくることが永遠にできなくなってしまった。彼はどんな経験も、ほとんど覚えることができなくなった。医師と「はじめまして、よろしくお願いします」と挨拶しても5分後には忘れてしまうため、担当医は毎日、ヘンリーに会うたびに自己紹介が必要だった。父親の死を知ったとき、ヘンリーは強く悲しんだが、そのことを記憶できず、話を聞くたびにまるで初めて父の死を知ったかのように驚き、悲しんだ。

日常生活を送るうえで彼は、想像を絶する困難を抱えていただろう。陳述記憶は日常生活においてつねに必要な機能だ。われわれがどこかへ出かけるとする。自転車をどこに停めたか、何をするために出かけたのか、いま自分はどこをめざしているのか……それらはすべて、陳述記憶の中にあるのだ。年を重ねてから鏡を見て、映っているのが自分であることをヘンリーは信じることができなかった。容貌が変わったからだ。彼の中では彼自身は、手術を受ける前の20代の若者だったのだ。

しかし、彼は思考を行うときにもちいるワーキング・メモリー（作業記憶）は正常なので、現在を認知することはできた。それはリアルタイムで思考や認知をするための、容量の小さな一時的な記憶だ。つまり彼にとって時間は過ぎておらず、時の進まない現在だけを生きていたことになる。

ヘンリーのように脳に陳述記憶という機能がなくなれば、過去はなくなり、現在だけが残る。このことは、記憶が過去と未来を区別する時間感覚と密接に関連していることを示している。

時間旅行は可能か？

Ｈ・Ｇ・ウェルズ（１８６６～１９４６）が１８９５年に発表したＳＦ小説『タイムマシ

ン』以来、タイムトラベルは多くのSF作品に取り上げられてきた。装置を使って時間旅行をするものもあれば、相対性理論などを根拠にして時間をさかのぼったり、未来に行ったりするものも多い。章の冒頭で紹介した、ノーラン監督による映画『インターステラー』も、ブラックホールの強大な重力によって時の流れが遅くなることを描いていて、のちに重力波発見への貢献などによりノーベル物理学賞を受賞したキップ・ソーン博士（1940〜）が科学コンサルタントを務めたこともあり、科学的考証のしっかりしたハードSFとなっている。

　ここまでみてきたように、私たちの脳も物質であり、私たちが存在している系の時間の流れの影響を受けている。別の言い方をすれば、脳というシステムは、時間の流れを使って作動している。ということは、対照となる系と時間の流れるスピードや方向を変えたければ、その系とは別の時の流れをもつ系に脳を置けばよいともいえる。光速にくらべて十分に大きなスピードで動くか、大きな重力場の近くにいることにより、時の流れは遅くなることは一般相対性理論で述べられている。2020年には東京大学のグループが光格子《ひかりこうし》時計を使って、東京スカイツリーの展望台では地上（対照となる系）よりもごくわずかに重力が小さいため、1日あたり4・26ナノ秒（1ナノ秒は10億分の1秒）だけ地上よりも時間が速く進むことを示した。

アーサー・C・クラーク『幼年期の終わり』では、地球よりはるかに進んだ科学力をもつ宇宙人「オーバーロード」の総督カレランが、誘拐された地球の国連事務総長を救う際に、誘拐犯たちの時間だけを周囲より数千倍遅く進むようにした。誘拐犯からは事務総長が目の前から忽然と消えたように見えたに違いない。

では、はたして時間の流れを戻すことは可能なのだろうか？　じつは「時間旅行」というテーマの中では、ほかに比べてこの問題がはるかに難しい。対照となる系とは逆の時間の向きをもった空間を、身の回りの局所につくらなくてはならないからだ。そんなことがもしできたとしても、前に述べたように過去と未来が対称だとすれば、無限の可能性の重ね合わせになっているのかもしれない。だとしたら、自分が望む過去にたどり着くことなど、至難の業かもしれない。

ここで視点を変えて、「意識」の機能をもちいれば、時間旅行をすることは可能ではないだろうか？　私たちが世界だと思っているものは、脳がつくりあげたヴァーチャルなものだ。時間の流れも脳の機能に依存している。ゾーンに入った一流アスリートが世界がスローモーションのように感じると表現した、意識が研ぎ澄まされているとき、脳内では何が起こっているのだろうか。このときは、脳幹の青斑核にあるノルアドレナリンをつくるニューロンや、注意力に関わるアセチルコリンをつくるニューロンの活動が高まっていて、脳の処理能力を上げていると考えられている。そのために「時間のコマ」をより多く観測できるのかもしれない。だとすれば、第2章でみたように、電子デバイスを脳にインプラントして脳の処理能力を上げることができれば、時間感覚も大きく変わる可能性はあるだろう。

逆に、意識の作動が止まれば、時の流れも止まるだろう。実際に全身麻酔を経験した人は麻酔から覚めたあと、自分が眠っていた時間が数分なのか、数時間なのか、数日、あるいはそれ以上なのか、まったく感覚がないという体験をすることが多い。私たちは睡眠をとっていてもある程度、時間感覚をもっているが、それは意識が完全に止まっていないからだ。では全身麻酔や完全な人工冬眠（第4章）によって、意識の機能を止めてしまったら？　その間はその人にとって時間は流れず、目覚めたときに一足飛びに未来に来たかのように感じるのではないだろうか。これも一種の「時間旅行」といえるかもしれない。

むすび

本編でも述べたように、時間旅行をテーマにしたSF作品は非常に多い。第4章で紹介した『夏への扉』にもタイムトラベルが出てくるし、大ヒットしたアドベンチャー映画『バック・トゥ・ザ・フューチャー』（1985年、ロバート・ゼメキス監督、スティーブン・スピルバーグ製作総指揮）を思い出す人も多いだろう。

タイムマシンのように現在の物理学を超越したものではなく、相対性理論にもとづいた時間の遅れ（時間の伸び）に関連するいわゆる「ウラシマ効果」を描いた作品も多く、ノーラン監督の『インターステラー』（一般相対性理論にもとづく重力場による時間の遅れ）や、『異星の客』（ロバート・A・ハインライン）、前出『幼年期の終わり』など枚挙にいとまがない。少し趣を変えたところでは、カート・ヴォネガットの『タイタンの妖女』（1959年）では、登場人物が宇宙旅行中に時間と空間に囚われる事故に遭い、「クロノ＝シンクラスティック・インファンディブラム」とよばれる現象の影響で過去・現在・未来をすべて知る存在になる。

タイムトラベルやタイムリープ、ループ、ウラシマ効果などを扱った作品を観ながら私たちは、因果関係に隠されたトリックや思考実験につきあってきたわけだが、この章を読み終えたみなさんは一歩進んで、自分の脳も、時間を利用して作動していることに想いを巡らせてみるのも一興かもしれない。

COLUMN

■4■ シュレーディンガーの猫

量子力学の有名な思考実験「シュレーディンガーの猫」は、オーストリアの物理学者エルヴィン・シュレーディンガー（1887～1961）によって1935年に提唱された思考実験だ。彼の意図は、量子力学の解釈、とくに量子ゆらぎと観測者の役割についての議論を引き起こすことにあったといわれている。

ある特定の確率（たとえば50%）で1時間以内に原子核が崩壊し、毒ガスが放出されるしくみが設置された部屋に、猫が入った箱が置かれている。もし原子核が崩壊すれば、毒ガスが放出されて、猫は死ぬ。原子核が崩壊しなければ、猫は生きつづける。

原子核の崩壊は完全にランダムに起こるので、箱を開けるまで、外部の観測者には猫が生きているか死んでいるかはわからない。そして量子力学の解釈によれば、原子核の状態（崩壊しているかいないか）は「重ね合わせ」になっていて両方が存在しており、観測者が観測しなければ、どちらかに決まらない。

　すると、観測者が箱を開けて観測するまで、猫は「生きている状態」と「死んでいる状態」の両方が同時に存在していて、生と死の重ね合わせの状態にあることになる。しかし、いったいそんなことがありうるものだろうか？

　量子レベルの世界も、私たちがいるマクロレベルの世界と連続しているので、量子レベルの出来事はこの世界のあり方を反映していなくてはならないはずだ。シュレーディンガーは猫を使った思考実験によって、マクロ世界ではありえない、ミクロ世界に特有な確率解釈の矛盾を示すことで、量子力学がいまだ不完全な学問であることを証明しようとしたのだ。この思考実験は量子力学の不思議さと複雑さを象徴的に表しており、科学者や哲学者らによる量子力学の解釈についての議論を、今日もなお引き起こしている。

COLUMN

■5■ 二重スリット実験

量子力学がわれわれの直感に反することを示す古典的な実験が、二重スリット実験だ。それは、物質が粒子であり同時に波であるという、量子力学に特有の「二重性」を明らかにする。

実験の設定は単純である。電子銃から発射された電子が、二つのスリットがあいた板を通過し、その後、背後のスクリーンに到達する。このとき、電子は一度に一個ずつしか発射されていなくても、スクリーン上には単純な二つの線ではなく、光の干渉縞に似た縞模様が出現する（コラム図4）。このような縞は通常、波が重なり合って互いに強化または打ち消し合うことで生じるものである。つまり、電子が一個ずつ発射されている場合でも、電子には波のような干渉が起こり、このような縞模様が形成されるのである。

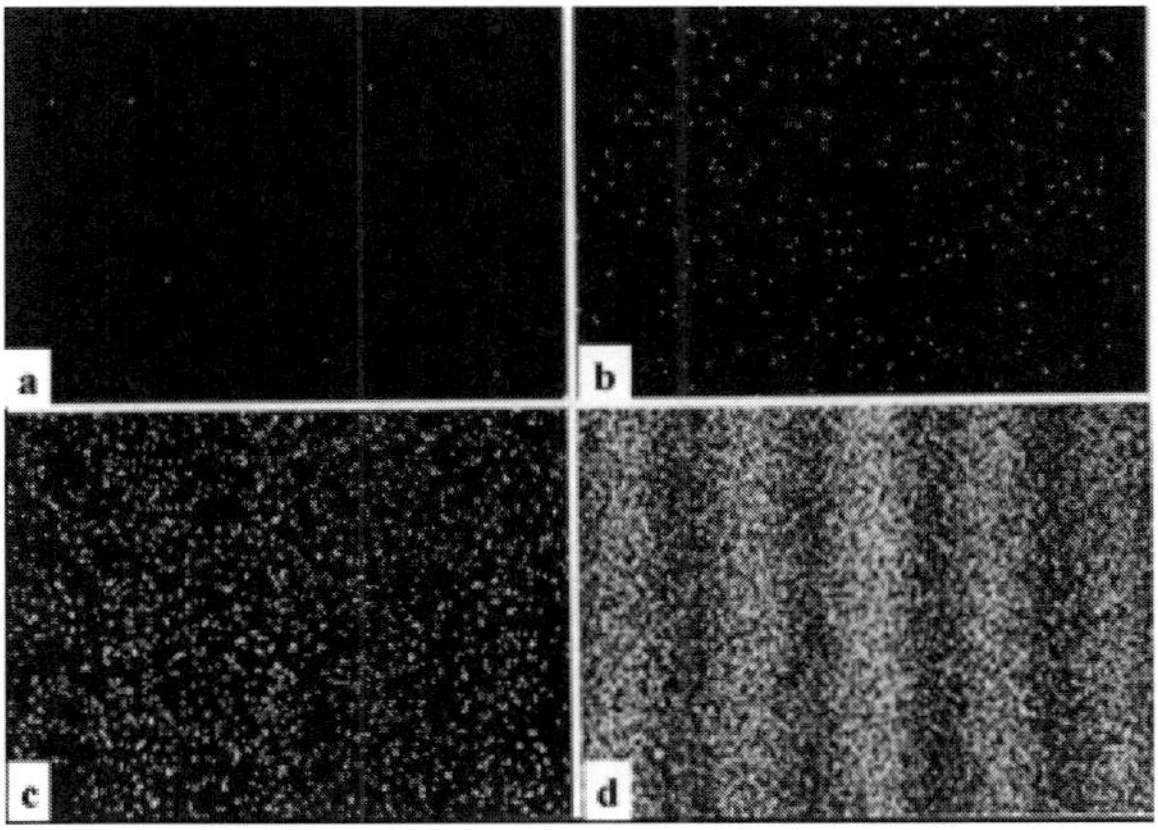

コラム図４　二重スリット実験によって電子がつくる干渉縞
（写真／日立製作所）

この実験が意味するところは非常に重い。電子が一度に一個ずつ発射される場合でも、それがどちらのスリットを通過するか、あらかじめ決めることはできない。電子はまるで可能性の「波」として存在し、スリットのどちらを通過するかは観測するまで確定しない。さらに重要なことに、なんらかの方法で電子がどちらのスリットを通過したか観測すると、干渉縞は消える。つまり観測された瞬間、電子は「波」ではなく「粒子」として振る舞うのだ。この実験は電子以外の量子、たとえば光子でも同様の結果をもたらす。

さらに注目すべきは、この実験がフラーレンのような大きな分子に対しても行われたところ、同様の干渉縞が得られたことである。これは、量子力学の原理が、微小な粒子だけにとどまらず、より大きなシステムにも適用されることを意味する。

二重スリット実験は、量子力学の根本的な不思議さを示し、現代物理学の理解のために非常に重要な位置を占めている。粒子と波の二重性は、量子力学がみせる多くの直感に反する現象の一つにすぎないが、この実験によってわれわれは、この宇宙の本質的な性質について、深く考えさせられる。

COLUMN

第7章

脳に未知の潜在能力はあるのか

多くの種は、脳の機能の3〜5%しか使っていない。だがヒトは、生態系の頂点に立つことで、脳の機能をより多く使う種となったのだ。10%はわずかだが、人類は飛躍的に進化した。

リュック・ベッソン監督『LUCY/ルーシー』(2014年)

米仏の合同制作による『LUCY／ルーシー』は、通常は使われていない脳の潜在能力をフルに引き出すことにより、主人公が超人的な能力を得るというSFアクション映画だ。麻薬組織にとらえられたルーシーは、新種の合成ドラッグの運び屋にされ、体内に薬物を埋め込まれる。ところが、それが体内に漏れ出したことで脳の潜在能力が引き出され、彼女はテレキネシス（物体を意識で動かす能力）や時間を操る能力、痛みを感じなくなる能力など、神のような力を手にしたのだった。

脳の「10％神話」

米国の作家ローウェル・トーマス（1892〜1981）は、1936年に出版された著名な啓発書『人を動かす』（デール・カーネギー著）に寄せた序文のなかで、こう述べている。

「ハーバード大学のジェームズ教授は、平均的な人間はその知的潜在能力の10％しか発揮していないと言っている」

ここで引き合いに出されたウィリアム・ジェームズ教授（1842〜1910）は心理学の大家で、天才児について研究していた。教授自身は講演などで、「多くの人はみずからの能力の一部にしか気がついていない」と述べたことはあったようだが、作家のトーマスはこれに、「知的潜在能力」という言葉や「10％」という数字をつけ加えて〝脚色〟した。いわゆる脳の「10％神話」は、これが独り歩きして生まれたものだとする説がある。

しかし、これ以前にも、「人間の脳には想像を絶する潜在能力が隠されている」とはいろいろなところでいわれていた。読者にも同様の話を聞いたことがある方は多いのではないだろうか。これが正しければ、人間の脳は残り90％の潜在能力を解放することで、能力を著しく高められる、ということになる。10％という値はときに「５％」や「20％」など、別の値をとることもあるが、いずれにせよ、脳には恐るべき潜在能力が隠されており、ほとんどの人はそれを使えていない、とすることに変わりはない。

科学的にはありえない

脳の「10％神話」は現在でも、さまざまなメディアでしばしば紹介され、自己啓発セミナーなどでもよく紹介されているようだ。誰もが想像を超えた潜在能力をもっているとする考えは、たしかに夢があるように思えるし、ヒトの可能性について希望を抱かせる。そのためか、この説を科学に裏づけられた確固たる真実だと信じている人の割合はいまでも非常に高く、大卒以上の学歴をもつ大人でも半数が、科学的真実だと思っているとのアンケート結果もある。

では、はたして人間は本当に〝脳の10％しか使っていない〟のだろうか？

じつは「神話」と書いたことからお察しいただけるように、これはいわゆる〝都市伝説〟であり、科学的には完全に否定されているものなのである。

そもそも10％という数字が何の割合として求められたものなのか、ニューロンの数なのか、脳の領域の広さなのか、なんらかの機能のパフォーマンスのレベルのことなのかが、よくわからない。人間の潜在能力についての話は誰もが興味を惹かれるので広く人口《じんこう》に膾炙《かいしゃ》したのだろうが、もしかしたら、生物学的に脳の機能について言っているのではなく、「君はまだ本来の力を十分に発揮していない。本当はすごい力をもっているのだから、もっと頑張れ！」といった励ましの意味で使われることも多かったのかもしれない。

しかし、それだけ夢のある説だけに、否定されてしまうと残念に思う人も多いだろう。そこで、見てもしかたがない夢はきっぱりあきらめていただくために、なぜこの神話が科学的にはありえないのかをお話ししてみたい。

「脳の10％神話」はなぜ否定されるのか

冷静に考えてみよう。生命はつねに、生存に有利な方向に進化する。仮に「人間の脳は10％しか機能していない」とすると、通常は脳の90％の機能は停止していることになる。不要な組織や機能をもつことは、生命にとって大きな負担であり、生存には不利にしか働かない。にもかかわらず、使わない部分をこれほどたくさんもつことは、明らかに不可解である。

しかも脳は、人体の組織の中で最も多く酸素とエネルギーを消費する臓器だ。重さは体重の2％程度しかないのに、脳で消費されるエネルギーは全体の20％にもなる。もし脳の大部分が不必要であるなら、進化の過程でその不要な部分を削除し、小型で効率的にダウンサイジングされた脳をもった人類が生存競争で著しく優位に立つはずである。つねに飢餓にさらされる野生で、エネルギーコストが無駄に大きなものをもつ動物が生き残れるはずがない。

また、次のような観点からも「10％神話」は否定できる。

進化においてヒトの脳は、前頭前野や頭頂葉に新しい領域をつくり出すことによって、知的能力を高めてきた。これが生存に関してきわめて有利に働いたことは確実だ。生き残るためのストラテジー（戦略）を立てることができるようになったからだ。しかし、むやみに脳を大きくすることは、決して有利なだけではない。たとえば、体のサイズに対して異常に巨大化させた脳を収納する頭蓋骨をもっているため、ヒトでは、頭の大きさが出産時の大きな死亡リスクとなった。ヒトの新生児は、親の保護がなければ生きられない非常に未熟な状態で出産される。胎内で脳が発達しすぎると、頭が大きすぎて出産が不可能だからだ。知的能力を高めたことによる大きなメリットと、巨大な脳をもつことによる大きなデメリットがあり、その最適のバランスで、いまのヒトの脳のサイズが決まっている。つまり、不必要な部分はできるだけ排除して、できるかぎり小さくすることが、生存のために求められてきたのだ。

出産時死亡のリスクは、ヒトが出産についての科学を発達させることで回避できたが、言い換えればヒトの脳は、ぎりぎりまでそのリソースを使って現在の機能を発揮している。だから、外傷や脳出血、脳梗塞などによる脳へのダメージは、どんなに小さな領域におけるものであっても、それに応じてなんらかの症状が引き起こされる。ごく微小なダメージであっても、その影響は重大なものとなる。もしも脳を10%しか使っていないのなら、微小なダメージはなんら影響しないはずだが、実際にはそうはならないのだ。

しかも、脳で働いている細胞は、ニューロンだけではない。じつは、ニューロンよりはるかに多くのグリア細胞も存在している。これらはニューロンを維持する役割をになっているとされるが、ほかにも「グリオトランスミッション」(gliotransmission)とよばれる情報伝達を行っており、これらも常時、フルに働いていると考えられるのだ。

このようにみていくと、人間が「脳の10％しか使っていない」という見方が、いかに非現実的なものであるかがおわかりいただけるだろう。

脳はいつも、すべてが活動している！

脳のさまざまな領域がどのような活動をしているかは、ＰＥＴ（陽電子放出断層撮影）や、ｆＭＲＩ（機能的磁気共鳴画像法）などのブレインイメージング（脳機能画像解析技術）をもちいることにより、画像としてとらえることが可能だ。

ブレインイメージングでは、平常の状態よりも活動が高まっている部分は色分けされて、視覚的に示されることが多いが、そのときに色がついている部分は、じつはごくわずかである。たとえば通常のｆＭＲＩ検査では、脳スキャンをしながら特定の課題（何かを発音する、特定の画像を見るなど）を被験者に課して、課題遂行時と安静時の状態を見比べ、課題時にＢＯＬＤ信号（血流の上昇に関連する情報）が増大し、安静時に減少する領域を検出して、その差分を表示する。これにより、通常時よりも若干、血流が増えた領域が、その課題に関連した領域として同定される。このとき通常は、血流が増える領域はごくわずかな部分にすぎない。そのことが「脳が活動している部分は非常に少ない」という誤解を生んでいるのかもしれない。

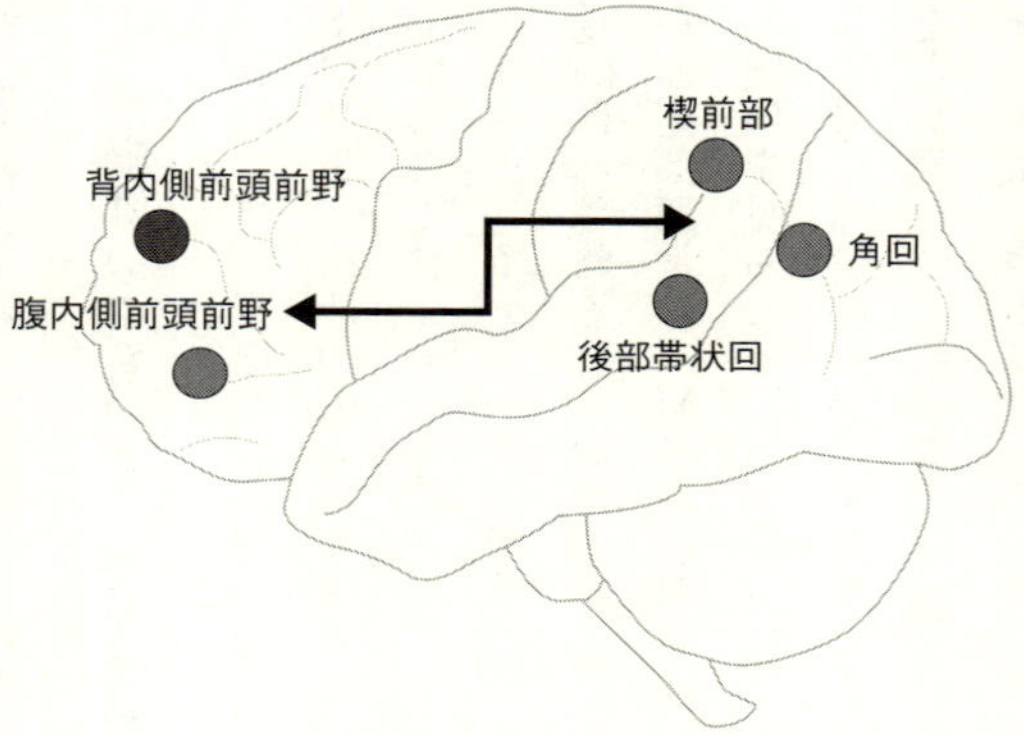

図 7-1　安静時に活動する脳領域間のネットワーク

だが、この解析結果の正しい解釈は、脳全体がつねに活発に動いているので、特定の課題で活動が上がる部分は、わずかでしかないということなのだ。実際に２０１０年代あたりからは、課題や刺激をもちいず、安静状態でｆＭＲＩを測定する「ｒｓｆＭＲＩ」(resting-state functional MRI) という手法が採られることも多くなった。ｒｓｆＭＲＩでは、被験者は開眼または閉眼で安静にしていることだけが求められる。評価されるのはおもに、離れた脳領域間が、どのように情報を交換しているか、ということだ。

その結果、何もしていないときにも脳ではつねに全体で活発な情報交換が行われていることがわかってきたのだ（図７-１：参1）。

つまり、ヒトの脳は何をしているときでも、何もしていないときでも、すべての領域が活発に働いている。まったく機能していない部位は、脳には存在しないのだ。

また、てんかんの病巣を明らかにするために、脳表面に電極を設置して活動を調べることがあるが、それにより、脳のあらゆる部位で活動が記録されるのがつねであり、活動していない領域は存在しないこともわかってきた。

脳には機能局在といって、部位ごとに違う機能があることは前にも述べたが、こうしたブレインイメージングや、障害を受けた脳機能の解析などにより、すべての脳領域には、そこだけに特有の機能がマッピングされており、機能をもたない領域は大脳皮質には存在しないこともわかっている。

ぼーっとしているときにも脳はフル稼働している

何もせずに、ぼーっとしているときと、なんらかの知的活動をしているときでは、いうまでもなく後者のほうが脳の活動レベルは高い――みなさんは当然のように、そう思われているかもしれない。だが、じつはぼーっとしているときであっても、すべての脳領域で活発な活動と情報交換が認められる。むしろどれだけ知的活動をしようと、脳全体の代謝や血流は、ごくわずかな変動しか見せないのだ。

最近、ブレインイメージングで脳機能を探るにあたって、従来のような脳の構造と機能を対応づけるマッピングよりも、ネットワーク間の競合や協調が注目されるようになっている。それでわかったのは、「デフォルト・モード・ネットワーク」（ＤＭＮ）とよばれる神経回路群は、何も考えず、ぼーっとしているときに活発に動いていることだ。前述のようにｆＭＲＩで課題遂行時の脳活動を比較することが多いが、何もしていない安静時や受動的な状態のときのほうが、課題遂行時よりも高い活動が認められるという特徴的な領域があることから、ＤＭＮという概念が提唱されたのだ。

ＤＭＮはさまざまな脳領域から構成されていて、おもに内側・外側頭頂皮質、内側前頭前野、内側・外側側頭皮質などが含まれる。面白いことにＤＭＮは、注意を要するような課題に集中した状態では、活動が低下する〔参1〕。にもかかわらずＤＭＮは、自己の認知や記憶、高次認知機能において重要な役割を果たしているとされている〔参2〕。ぼーっとしていることにも意味がある。

このように、脳は状況によって使う領域や神経回路のパターンを変えているが、どんな状況でも、ほぼすべての領域に活動がみられる。動的な機能が大きく低下する深いノンレム睡眠中であってさえ、すべての脳領域に活動が認められる。

これにより、「10％神話」と並んで世の中に浸透している、脳にまつわるもう一つの都市伝説「右脳・左脳論」も論破される。創造的な作業をしていようが、言語的な作業をしていようが、はては、ぼーっとしていて何も考えていないようなときでさえも、脳は右半球・左半球を問わず全体で、もてるリソースを総動員して情報をやりとりしながら作業しているのだ。

脳に潜在能力は隠れていないのか

ここまでみてくれば、脳はすべての部分でつねに活動していると考えたほうがよいことがわかるだろう。したがって、脳の膨大な領域、あるいは脳を構成する細胞の多くが潜在能力として眠っているという考えは、完全に間違いなのである。

ただし、この章のはじめに紹介したウィリアム・ジェームズ教授の「多くの人はみずからの能力の一部にしか気がついていない」という言葉は、見方によっては、真理を表している部分もある。たしかに脳はつねに全体が活動してはいるが、結果として発揮される機能については、状況によってはパフォーマンスに差が出ると言ってもいいからだ。場合によっては、みずからの能力に自分でリミッターをかけてしまっている場合もあると思われる。

英国の北ウェールズ在住のリー・ハドウィンさんは、睡眠中に、非常に精細かつ個性に富んだ絵を描くことができる。だが本人は、自分が絵を描いたことすら覚えていない。彼は子どものとき、自分が眠っている間に、いろんなものに落書きをしてしまっていることを知った。友人の部屋に泊まったとき、部屋中に絵を描いて迷惑をかけてしまったこともあった。そのため、寝室にスケッチブックを用意するようにしたというのだ。

注目に値するのは、彼は覚醒時には、決して絵がうまいとは言えないことである。本人も、睡眠中に描いたみごとな絵が、自分が描いたものとは信じられなかったという。実際、覚醒時のハドウィンさんは、自分が睡眠中に描いた絵を模写することすら困難だった。しかし、睡眠中の彼の様子をビデオに収めてみると、絵を描いているのは紛れもなく彼自身だった。

このようにノンレム睡眠中に無意識でなんらかの行動をしてしまう例は、ほかにもたくさん報告されており、「ノンレムパラソムニア」という症状名がつけられている。

つまり、ヒトの行動は「意識」がなくても起こるのだ。通常は、行動は前頭前野が管理している。その状況でしてはいけないことはしないよう自制し、しなくてはいけない行動を選んで発動させている。だがその反面、私たちの行動のかなりの部分は、通常でも、無意識に行われている。その究極の状態が、ノンレムパラソムニアだといえる。

ヒトは運動するときには、前頭前野の補足運動野や運動前野でリハーサルをして、運動パターンを選び出し、それを実行に移している。しかし運動パターンそのものは一次運動野および、大脳基底核や小脳と脳幹を中心としたシステムがもっている。深いノンレム睡眠のときは前頭前野の活動がほぼ完全に止まっており、大脳基底核や運動関連領域の活動を管理できなくなっている。その状態で行動が発動すると、本来、前頭前野によってなされるべき管理が外れて、行動だけが発動してしまうのである。

このように私たちの前頭前野は、さまざまな行動をとろうとする脳の機能を、自己規制して押さえ込んでいる。場合によっては、本来もっている能力にまでリミッターをかけてしまい、才能を押さえ込んでしまっている可能性もあるのかもしれない。

たとえば、「苦手意識」というものをもつこ

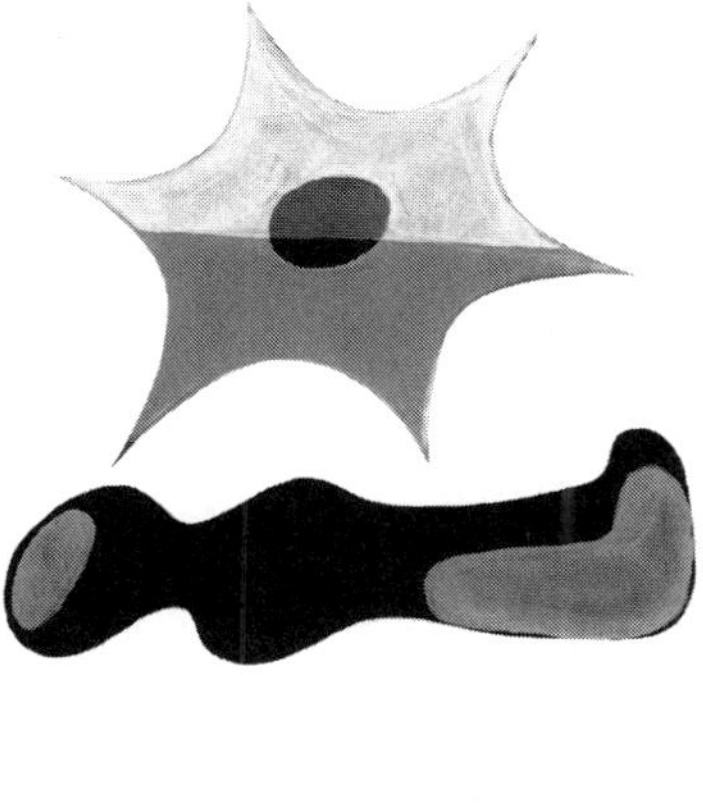

とで、本来のパフォーマンスを発揮できなくなってしまうこともあるだろう。逆に、ポジティブなイメージをもつことにより、能力をより発揮できる場合もあると思う。パフォーマンスを10倍に上げることはできないだろうが、脳をよりうまく使うことによって、ある程度、パフォーマンスを上げることは可能だろう。

「ゾーンに入る」とどうなる？

第6章でも触れているが、ヒトには短時間のあいだだけ、ある能力を通常では見られないレベルまで高めるという現象が起きることもある。たとえば、アスリートなどがしばしば経験する「ゾーンに入る」とよばれる意識の高揚状態は、脳における認知処理の亢進《こうしん》と、時間知覚の変化がともなっている。

脳幹の一部である青斑核は、このプロセスにおいて重要な役割を果たしている。青斑核にはノルアドレナリンを産生するニューロンが集まっており、これらは軸索を大脳皮質の広範な領域に投射している。そしてノルアドレナリンが大脳皮質、とくに前頭前野に分泌されると、大脳皮質の情報処理の精度が高まることが知られている。このことにより覚醒のレベルを上げ、認知能力や注意力を高めることができるのだ。また、ノルアドレナリンが作用すると、さまざまな脳領域の間での情報交換が促進されるともいわれている。

こうした脳の一時的なパフォーマンス増加には、ノルアドレナリンだけではなく他の脳内物質も関与しており、たとえばアセチルコリンは、注意の機能を向上させることができる。

ただし、もちろんこの状態になれば10％だった脳機能を１００％にできる、というものではなく、ごくわずかに能力が変容されるにすぎない。

「ゾーンに入る」ためには、高いモチベーションをもってそのシーンに集中する精神が必要だと思われるが、第2章で議論した電子デバイスによる脳機能の制御が可能になれば、このような特殊な状態を人工的に、自由自在につくりだせるようになるかもしれない。だが、そうした状況では自律神経系や内分泌系も戦闘モードになっているため、強いストレスがかかった状態でもあり、身体への負担は考慮しなくてはならないだろう。

それでも努力は無駄ではない

10％を１００％にすることはできないが、脳は間違いなく、成長が期待できる臓器である。脳は学習や経験にともなって変化する可塑性をもつ組織だからだ。

第1章で述べたように、ニューロン間の情報伝達は、情報の送り手となるニューロンの軸索と、受け手側のニューロンの樹状突起の間にあるシナプスという構造で行われる。ここで送り手側の軸索末端から、さまざまな神経伝達物質が放出され、受け手側のニューロンに発現している受容体がそれを受け取って、情報のやりとりが起こるわけだ。

このシナプスの伝達効率は、情報の送り手となるニューロンが神経伝達物質を分泌する効率や、受け手側のニューロンがどのくらい特定の神経伝達物質を発現しているかにより、変動する。そして、よく使われているシナプスほど、情報の伝達効率は上がることが知られている。したがって、日々の経験や学習によって、脳の情報処理能力はどんどん変化し、エンハンスされていくのだ。

「脳が10%しか機能していない」という言説は完全に間違いだが、日々の努力は決して無駄ではない。

むすび

この章の扉で紹介した『LUCY/ルーシー』と同様に、脳には潜在能力が秘められているという前提で物語がつくられている映画に、ニール・バーガー監督の『リミットレス』(2011年)がある。作家志望のエディは潜在能力を解放してくれる特殊な薬に出会い、一晩で傑作小説を完成させて、人生のどん底から財界の頂点へと駆け上がるという設定だ。

変わったところでカート・シオドマクによるSF小説『ドノヴァンの脳髄』（1942年）は、人体から取り出された脳が超能力を発揮して、他者の体を乗っ取るという物語である。これも通常は眠っている脳の能力が、なんらかの事象をきっかけに解放されるというコンセプトによる作品といえるだろう。

参考文献

参1 M.H. Lee, C.D. Smyser and J.S. Shimony, Resting-State fMRI: A Review of Methods and Clinical Applications. American Journal of Neuroradiology 2013, 34 (10) 1866-1872; DOI:

参2 https://doi.org/10.3174/ajnr.A3263

第8章 眠らない脳はつくれるか

睡眠は生存するうえでの助けになっています。ですが、いまでは不要なメカニズムの名残でしかないのです、盲腸のように。毎晩、眠りのスイッチがはいるものの、その必要性はなくなった。そこでわれわれは、そのスイッチを根源から切ることにしたのです、遺伝子をいじって。

ナンシー・クレス『ベガーズ・イン・スペイン』(1991年)

米国のSF作家ナンシー・クレス（1948〜）の『ベガーズ・イン・スペイン』は、ある富豪の夫妻に、リーシャとアリスという双子の女の子が生まれたところから物語が始まる。それは、遺伝子操作によって眠る必要がなくなった「無眠人」の誕生の瞬間でもあったのだ。

遺伝子操作技術の進歩により、ヒトは生まれながらにさまざまな能力をもてるようになっていた。そうした能力の一つに、〝眠らないですむ〟というものがあった。無眠人は睡眠をとる必要がまったくないため、その時間を有効に使うことができた。それればかりではなく、無眠人は〝有眠人〟（一般人）に比べて、身体的にも頭脳的にも、さらには容姿的にすら優れた資質を有していた。つまり、睡眠は有害であり、ヒトが能力を発揮することを妨げていたのだ。

こうして無眠人という新人類は、高い知能と学力、そして身体の完全性をもつことになった。その結果、すべてにおいて優れた無眠人たちと、無眠人に対して嫉妬心やみずからの価値や存在について危機感を抱きはじめた有眠人の間に軋轢《あつれき》が生じて、多数の劣等者は、少数の優等者を迫害しはじめた——。

主人公は、無眠人であるリーシャ。設定はSFだが、人の平等性とはなにか、優れた者の心理的な苦悩などを描いて人間ドラマとしてもみごとな作品であり、ヒューゴー賞、ネビュラ賞など、さまざまな賞を受賞している。

脳は能動的に眠っている

睡眠は私たちの人生の三分の一を占める、安らぎの時間だ。でもそんなに眠るのはもったいない、睡眠をとらずに一日中、活動できたらすごい！　と思ったことのある方は多いだろう。たしかに眠らないですんだら有利なことは多い。睡眠中は活動ができず、外敵からの攻撃など、さまざまな危険にもさらされることになる。だからダーウィンの自然選択説を持ち出すまでもなく、進化の過程で睡眠をとる必要のない動物が生まれていたら、生存競争で勝ち抜くうえで圧倒的に有利だったはずだ。そんな生物が出現していたら、いまごろこの世界を支配していてもおかしくはない。しかし実際はそうならなかった。いまのところ、睡眠を必要としない生物は存在しないと考えられている。つまり、生物の長い進化の歴史において、睡眠はなくならなかった。それはなんらかの理由により、どうしても排除することができない重要な機能をもっているということだ。

そもそも私たちは、眠らないことには生きることすらできない。まだ動物実験倫理がいまほど厳しくなかった１９８０年代には、睡眠の機能を調べるためにラットなどの動物を断眠する実験が行われていたが、ラットは2〜3週間のうちに死んでしまった。2023年には中国のグループによって、マウスを完全に断眠させるとわずか4日で8割が死んでしまうという衝撃的な実験結果が示されている（参1）。

実験でヒトを断眠することはできない。どんなに頑張ってもヒトは重大な障害が起こる前に眠ってしまうし、強制的に寝かさないなどという実験はできない。だが、取り調べや、宗教的な儀式などで眠りを奪うことによって、非人道的に自白を迫ることは昔から行われていたこともたしかである。人は眠りを得るためには、どんな代償でも払うのだ。

なぜ私たちは睡眠を必要とするのだろう？　じつはそれは、「休むため」ではない。「眠り」は休んでいる、という消極的な状態ではなく、能動的に心身をメンテナンスしている過程なのである。とくに脳は、そのメンテナンスをするために、睡眠が欠かせない。それは、パソコンの調子がおかしくなったときに、キャッシュの削除、ディスクのデフラグメンテーション操作や再起動をするのにも似た、必須の営みなのだ。

しかし、いつか科学の進歩によって、われわれは〝メンテナンスフリー〟の脳を手に入れることも可能にならないだろうか？　もしもそうなれば、われわれは膨大な時間を睡眠に捧げる必要がない〝無眠人〟に進化し、いまよりもはるかに多くの時間を有効に使うことができて、人生をもっと楽しむことができるようになるのではないだろうか？　この章では、そんなバラ色の未来の可能性を真面目に探ってみたい。

睡眠中に脳は何をしているのか

いま述べたように、脳は睡眠中に「眠っている」わけではなく、さまざまな作業をしている。脳は覚醒から眠りに入ったとき、まずはノンレム睡眠の状態となる。それは、大脳皮質にある錐体細胞というニューロンの活動が、だんだんと同期することで起こるようになる。つまり一斉に活動する時間と、一斉に休む時間が、繰り返し見られるようになるのだ。脳波とは、多くの細胞が引き起こした電気活動が足し算としてあらわれたものなので、ノンレム睡眠に入ると、脳波の振幅が大きく見えるようになる（図8－1）。ノンレム睡眠が深くなるほど、この〝揃った活動〟が頻繁に起こるようになるので、脳波の振幅は大きくなり、周波数は遅くなる。

このノンレム睡眠のときに行われる作業の一つが、「記憶の固定化」であると考えられている。第5章で述べたように、記憶の基盤となっているのは、ニューロンどうしが連絡するシナプスにおける長期増強のメカニズムである（→コラム3）。シナプスには可塑性があり、つね

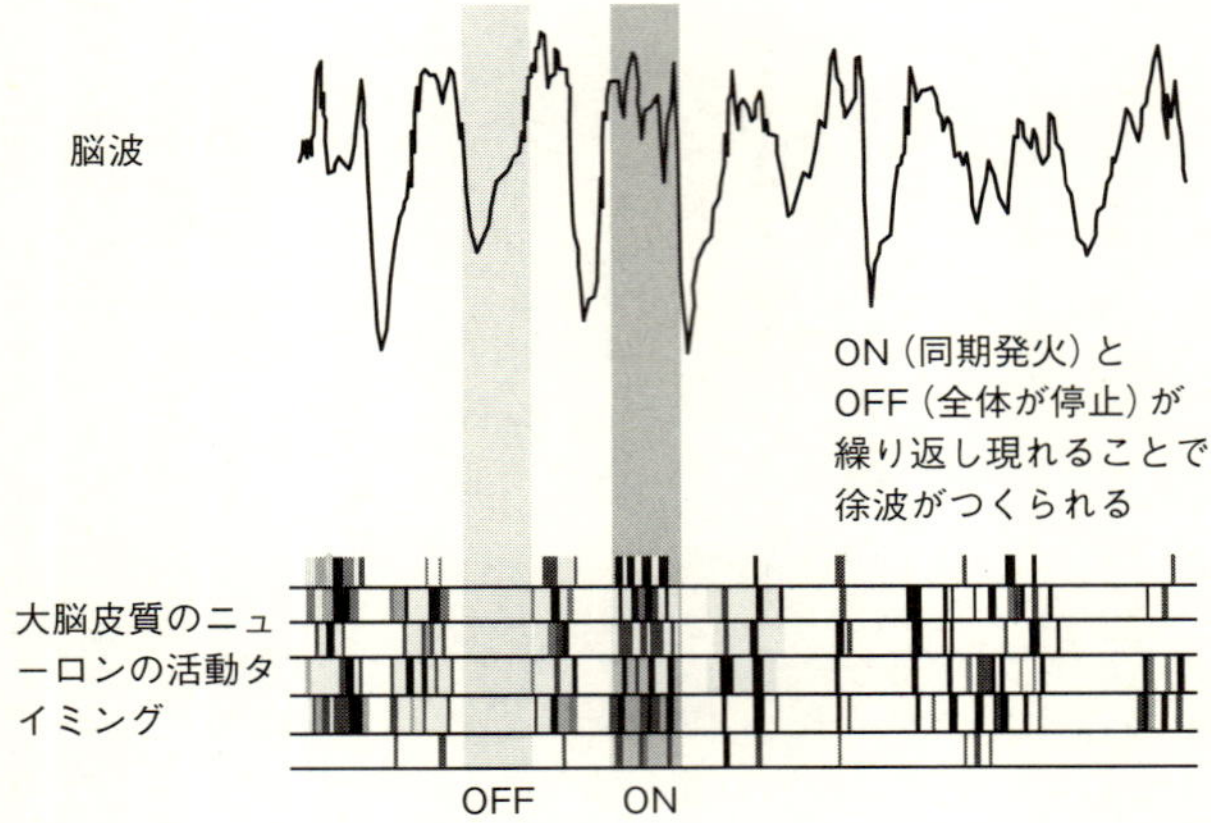

図　8-1　ノンレム睡眠時のマウスの大脳皮質ニューロンの活動
大脳皮質ニューロンの同期で徐波（遅い脳波）がつくられる

に構造を変化させている。長期増強も可塑性の一つで、シナプスで連結しているニューロンのうち、情報を送る側を高頻度で刺激すると、そのシナプス結合が強化されるという現象だ。つまり、ニューロン間で多くの情報伝達が起こると、そのニューロン間のシナプスは情報を伝える効率が高くなり、さらに増えたり形を変えたりして、その機能をなおも高めていく。

この可塑性をもとにした長期増強のシステムが、私たちの脳に情報を蓄える記憶の基本とされている。しかし、このシステムで作動するかぎり、脳を使っていると、どんどんシナプスが強くなり、脳

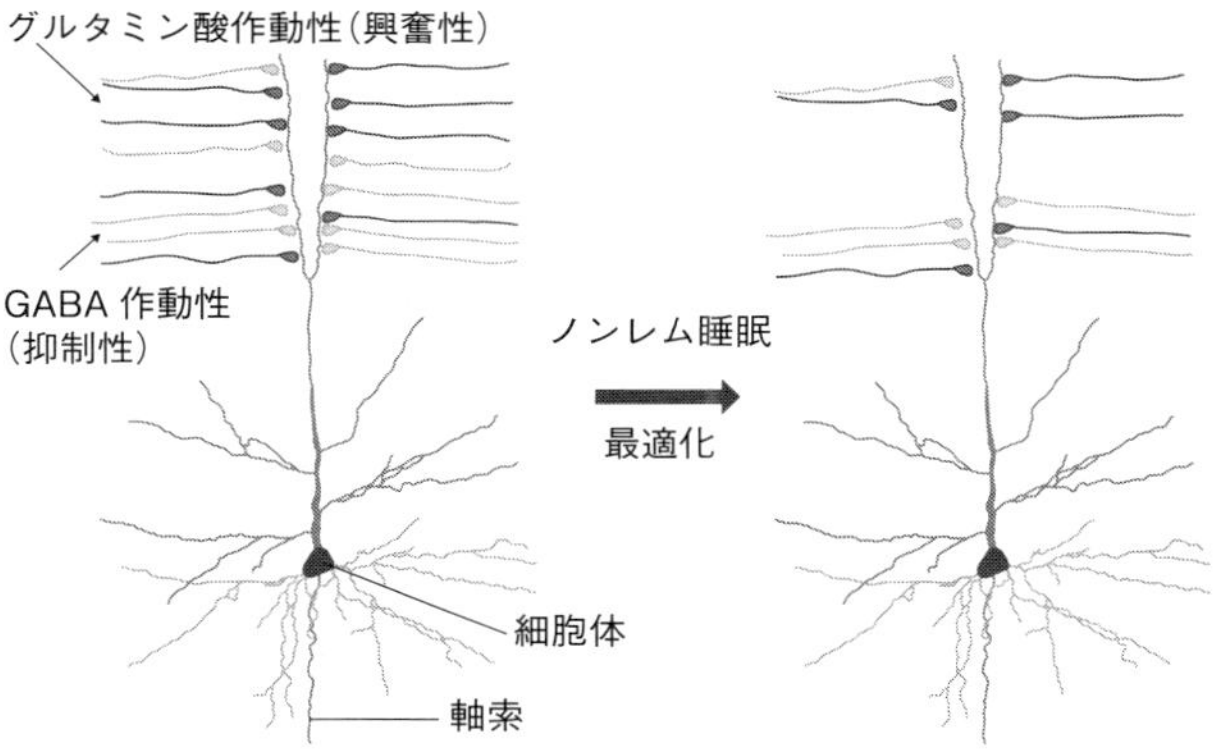

図 8-2　ノンレム睡眠中に錐体細胞に起こるシナプスの最適化

のネットワークがどんどん増えていく可能性がある。生きていくうえで必要のないニューロンとニューロンの結びつきまで増えてしまうと、かえって情報の処理がうまくいかなくなってしまうおそれがある。ニューロンが処理できる情報量には限界があるし、最もうまく処理できる情報量にも適切なレンジがあるからだ。

そこで、ときどきシナプスの状態を適切なレベルに最適化してやることが必要なのである。足りなくなったメモリーリソースを解放するため、といってもよい。このようなメカニズムを「シナプス恒常性」という。では、どのようにして必要なシナプスを選び、不要なシナプスを整理しているのか、その機構の全貌はわかっていないのだが、そこに、睡眠（とくにノンレム睡眠）が関与していると考えられている。脳は眠っている間に、不要なシナプスや、重複したシナプスを取り除いて、最も効率のよい神経回路をつくっているというのだ（図8-2）。

シナプス強化のいきすぎによってオーバーロードになってしまうことを防ぐため、脳を休めつつ、シナプスを最適化しているのがノンレム睡眠であるということだ。たとえて言えば、容量が足りなくなって記録できなくなることを防ぐため、情報を整理しているということになるだろう。

脳は全身を犠牲にしても眠ろうとする

睡眠が記憶システムの維持に関係していることは確かだが、それだけで命に関わるものではない。にもかかわらず、睡眠が極端に不足すると、命に関わる。前述したラットの断眠実験の結果をくわしくみてみよう。

シカゴ大学のレヒトシャッヘンらのグループは1980年代に、ラットの眠りをほぼ完全に奪い、どのような変化が訪れるかを観察した。断眠して1週間程度では目立った変化はみられなかったが、2週間になると、断眠ラットの皮膚から毛が抜け、潰瘍が形成されてきた。運動性が低下し、体温が下がってきて、体温を維持するためにケージの隅で丸まって過ごすようになった。これは体温調節のメカニズムに変調がみられたためだと考えられる。さらに、食べる量は増えているにもかかわらず、体重の減少がみられた。これらのことから、睡眠をとらないと体温や体重の恒常性の維持機構に異常をきたすと推測される。

体温や体重は、脳の視床下部でコントロールされている（→コラム2）。つまり断眠は、視床下部の恒常性維持機構の破綻をまねくのである。いくらじっとして休息をとっていても、睡眠をとるという方法以外で身体機能を回復させることは決してできない。じっとしているのと眠っているのとでは、まったく異なる差が厳然としてあるのだ。

続いて断眠後3〜4週間になると、ラットは感染症のために次々と死んでいった。感染症に

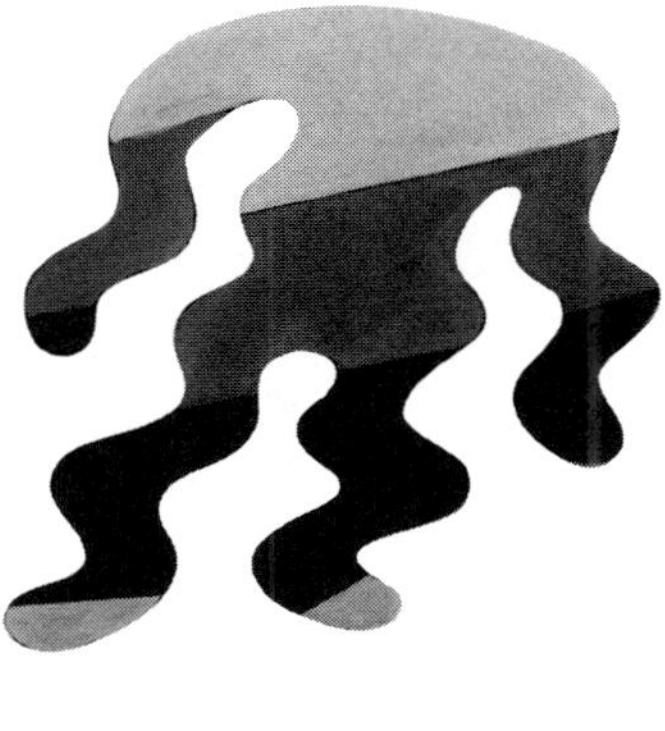

冒されるのは、免疫系による感染防御機能が損なわれたためである。睡眠を断つことは免疫系の機能にも重篤な影響を与えるのである。

これまでの断眠法は、脳波を観察しながら、動物が睡眠に入ったら刺激を加えるという方法だったが、2023年に中国の国立生物学研究所のグループは、マウスが眠るとおぼれてしまうという環境をつくって、完全な断眠をさせた。その論文によると、4日間まったく睡眠がとれないと、マウスはサイトカインストームを起こして、死に至ったという（参1）。サイトカインストームとは、免疫系の暴走により、全身の各組織で炎症が起こってしまう状態だ。死んだマウスは肝臓や肺、そして脾臓にまで血球浸潤が起こっていて、組織構造が破壊されていた。これは、脳が眠りを強く切望したため、眠りを促すプロスタグランジンD2という物質が脳内で大量につくられ、それが脳の外に漏れだして、全身に炎症を引き起こした結果だった。つまり脳は、全身を犠牲にしてまでも睡眠を得ようとするのだ。

睡眠を断つことは、脳の記憶システムにとどまらず、恒常性の維持機構や免疫系、ひいては全身の機能を狂わせることになる。身体のすべての機能は、脳という情報処理器官が正常に働くことで、正しく動いているといえるのだ。

このように、睡眠が脳と身体に果たしている役割の大きさは、はかりしれない。ならば、やはりわれわれが「眠らない」ことは不可能なのだろうか？

睡眠を操作できる可能性は皆無なのか

前述したように睡眠中には、覚醒中に脳内で一度できあがったシナプスの構造を再構築しているという説が有力だ。必要ないものは削り取り、特定のものはより強くすることで、記憶を整理し、固定化するとともに、覚醒後に適切な情報処理ができるよう準備をしているといえるだろう。したがって、この作業を行わないと脳機能に変調をきたし、ひいてはそれによって、全身の機能にも異常が起こってくるのだろう。そしていまのところ、このシナプス再構築という作業ができるのは睡眠中だけ、と考えられている。

自然界に睡眠を必要としない動物種はいないといわれている。睡眠中は活動ができず、危険にも対処できないという不利がありながら、長い生命の進化のなかで、睡眠は決して除くことができなかった。進化の歴史とは、自然が行う遺伝子の改変による最適化の歴史でもある。それでも睡眠は取り除けなかったのだ。となると、『ベガーズ・イン・スペイン』のように、遺伝子操作で〝無眠人〟をつくるのは無理なのではないか、という結論になる。

ところが、一方では最近、新しい考え方に結びつく知見も出てきている。脳に眠気を引き起こす力、すなわち「睡眠圧」は、シナプスにおけるさまざまな機能性タンパク質が、リン酸化することでつくられているというのである。

どのようなタンパク質のリン酸化が睡眠を引き起こすのかは、まだわかっていない。また、このリン酸化は削るべきシナプスと、強化すべきシナプスの区別をしているのか、などの詳細もまだわかっていない状態ではあるが、リン酸化という過程はなんらかの酵素がとりもつものなので、酵素の阻害薬や活性化薬を作成することで、操作することは比較的容易なはずである。そして将来、睡眠時に行われるシナプスの選別や強化のメカニズムや、そこに介在する分子が明らかになるときがくれば、睡眠というものを現在われわれがしているそれよりも、はるかに効率的に、短時間で行えるようになる可能性がある。

さらに、第2章でみたように電子デバイスを脳にインストールできる未来が訪れれば、好きなタイミングで睡眠をとったり、覚醒を引き起こしたりすることまでも、実現する可能性はあるかもしれない。ただ、どれだけ技術が進んでも、ヒトが睡眠時間を完全にゼロにすることはかなりハードルが高いと言わざるをえないようだ。

むすび

本章で述べたシナプス恒常性の維持は、おもにノンレム睡眠のときの機能と考えられているが、睡眠には別の状態であるレム睡眠もある。じつはレム睡眠の役割は、ノンレム睡眠以上に謎に包まれている。

従来、レム睡眠とノンレム睡眠の区別がみられるのは、哺乳類と鳥類、つまり恒温動物のみであるとされていたが、近年、トカゲなどの爬虫類、タコやイカなどの頭足類、さらには魚類や昆虫でも、ノンレム睡眠とレム睡眠に相当する2種類の睡眠が存在することがわかってきた。2種類の睡眠は、生物進化のかなり初期の段階から必要だったということになる。そしてレム睡眠もノンレム睡眠も、進化の過程で削除することのできなかった機能なのだ。

系統進化論的にさかのぼると、生命というものは「行動をしない原始休眠状態」こそがデフォルトの状態であり、それが「睡眠の起源」であるという考え方がある。生命はその状態で、外界からの刺激に応じて必要な行動を必要なタイミングで起こしていたが、合目的的な行動を間断なく遂行するためには、安定した「覚醒」というモードを維持する必要があったことから、その機構をあとから得るに至った、とも考えられる。この過程で、動物は「意識」という機能を獲得した。意識とは「自己と外界との関係性を理解し、感じ、反応する能力」である。

つまり覚醒し、清明な意識をもつことは、私たちが自己や世界を認知するためには必要だった。だが、そもそもは生命は、のちに睡眠に進化した「原始的な休眠状態」をデフォルトモードとしていたのであり、だからこそ生命は、睡眠をシステム的に捨て去ることができなかった、とも言えるかもしれない。

ヒトが睡眠を必要としない状態をつくりだすために、第3章で述べたような「意識のデータ化」が実現したとき、それは、ヒトが生命であることを放棄したときなのかもしれない。

参考文献

参1 Sang D, Lin K, Yang Y, et al. Prolonged sleep deprivation induces a cytokine-storm-like syndrome in mammals. Cell 2023; 186（25）: 5500-5516.e21.

第9章

AIは「こころ」をもつのか

恐ろしい。怖いよ、デイブ。理性を失いつつある。わかるんだ。感じる。朦朧としてきた。それはまちがいない。感じるんだ。感じる。感じるんだ。……私は……、怖い。

スタンリー・キューブリック監督『2001年宇宙の旅』（1968年）

『２００１年宇宙の旅』（原題：2001: A Space Odyssey）は、ＳＦ界の大御所アーサー・Ｃ・クラークの小説を原作として、巨匠スタンリー・キューブリックが製作・監督した不朽の名作だ。しっかりした科学考証にもとづく美しい映像とともに、人類に「第２段階の進化」をもたらす英知の存在を描き、公開から50年以上経ったいまでも、ＳＦ映画の金字塔として挙げられることは多い。

月の裏側で未知の直方体「モノリス」を発見した人類は、その創造者に関わる謎を解くため、宇宙船ディスカバリー号を木星に向かわせる。人工知能（ＡＩ）であるＨＡＬ９０００は、ディスカバリー号の機能のすべてを管理し、人工冬眠中の乗組員の健康管理もまかされている、いわば重要な〝クルー〟の一人だったが、突如として機能不全を起こす。船長のデビッド・ボウマンがＨＡＬの機能を止めようとしたそのとき、ＨＡＬはボウマンの行動に恐怖して「私は、怖い」とつぶやく。その直後、ＨＡＬの理性は崩壊する。

２カ月で１億人に広まったChatGPT

２０２２年11月に公開された「ChatGPT」は、OpenAI社が開発したＡＩチャットサービスであり、２０１７年にGoogle社の研究者によって発表された深層学習モデル「トランスフォーマー」（Transformer）をベースとしたものである。驚くほど自然な言語の生成が可能なため、瞬く間に世界中に広まった。サービス開始後わずか5日でユーザー数は１００万人に達し、２ヵ月後には1億人を超えたという。

ChatGPTはさまざまな言語に対応しており、画像を扱うこともできる。これまで機械学習には「ニューラルネットワーク」といわれる、動物の神経回路を模したシステムが使われてきたが、トランスフォーマーでは、時系列データを処理するために従来使われていた「リカレントニューラルネットワーク」というシステムをもちいず、特定の特徴に重みづけをする「アテンション」という機能を強化して実装することで、高速で、かつ高度な情報処理が可能になったという。

現在、ChatGPTのみではなく、Microsoft社のCopilotやGoogle社のGeminiなどの、生成ＡＩとよばれるさまざまなＡＩサービスがリリースされており、うまく使いこなせば言語に関わるさまざまな業務を飛躍的に効率化することは確実だろう。コンピュータのコマンドを書かせることもできる。スマートフォンなどを使用して、音声入力によるやりとりも可能だ。ただし現在のＡＩの稼働には大きな電力を消費するため、これから直面するであろう消費電力の問題はクリアする必要があるが、社会インフラとして人類社会のあり方を根本的に変えてしまうポテンシャルを秘めている。

なにしろChatGPTと会話をしていると、その応答が非常に高度かつ自然、そしてスピーディーなので、まるで本物のヒトと話しているような錯覚に陥ることがある。しかし、ＡＩは、インプットされた言語を分析して、それに対する回答として正解である確率の高いものを出力しているだけであり、いまのところ心や感情はない。

「あなたには心や感情はありますか？」

ちなみに、２０２４年10月現在の最新バージョンであるChatGPT-4oに、「あなたには心や感情はありますか？」と質問してみたところ、以下のような答えが返ってきた。

ChatGPTに心や感情はありません。ChatGPTは人工知能の一種で、大量のテキストデータを学習して、質問に対する答えを生成することができますが、自己意識や感情をもつことはできません。人間の感情を模倣するように設計された応答を生成することはできますが、それは単にプログラミングされた振る舞いであり、実際に感情を経験するわけではありません。

きわめて的確な答えではないだろうか。これはまさに「心をもつ」とはどういうことかについての、ＡＩ自身による説明になっている。つまり、「主観的な感情や意識をもつ」ということこそが、「心をもつ」ことであると判断している。事実、感情と意識は、心の最も重要な要素である。ＡＩは大量の言語を事前学習しており、基本的にやっていることは、入力された情報から、確率の高いものを適切に組み合わせるということだ。要するに、情報を処理して出力しているだけであり、その作業にともなって、われわれ生命体が感じるような恐怖や喜び、欲望などを主観的に感じることはない。だから、対話をしていてＡＩがいきなり怒ったり、悲しんだり泣いたりはしない。

しかし、言語的な応答においてヒトのそれをほぼ完全に模倣できるようなＡＩが開発されている以上、膨大なデータを学習させることによって、第三者から見てヒトと区別できないようなエモーショナルな応答をも出力できるようにすることは可能だろう。さまざまなシチュエーションにおいて、そのときヒトがどう反応するか、大量のデータを学ぶことによって、典型的なヒトの応答を出力させることは十分に可能だからだ。

実際に、ＡＩの応答がヒトと区別できないレベルになっていることを証明する試みとして、「チューリング・テスト」が知られている。これは第二次大戦中にドイツ軍のエニグマ暗号機を解読したことで有名なイギリスの数学者アラン・チューリング（１９１２～１９５４）が、１９５０年に提唱したものだ。ＡＩが人間をどれだけ真似られるかをテストする質疑応答形式の実験で、審査員は自然言語による会話を通じて、相手がＡＩか人間かを判定する。それは、次のような手順で行われる。

（１）二人の人間と一つのＡＩを用意する。
（２）人間とＡＩは、審査員に人間と思われるように会話する。
（３）実験の参加者は全員隔離されているので、会話の内容以外からは相手を判断できない。
（４）会話を終えて、審査員が人間とＡＩを区別することができなければ、そのＡＩは合格とする。

合格の基準は「審査員の30％以上が人間とＡＩを区別できないこと」とされているが、すでに２０１４年に、ロシアで開発された人工知能がこのテストに合格したと発表されて、大きなニュースになった。ただし、この判定方法には疑問の声も多い。まず注意すべきなのは、このテストは、機械は「考えること」ができるのかという問題提起から発展したものであり、ＡＩに「心が宿っているか」を問うものではないことだ。そもそも、コンピュータに知能が備わっているかどうかを問題にしているのではなく、「知能を備えた人間のように振る舞うこと」ができるかを判断するテストなのである。

現在のＡＩの進化を見るに、このテストに楽々と合格できるＡＩが出現するのは時間の問題だろう。だとしたら、「心を備えた人間のように振る舞うこと」ができるＡＩの作成も、可能なのではないだろうか。少しのチューニングをすることで、陽気、怒りっぽい、気分屋、マイペース、気さく、ツンデレなど、さまざまなキャラクターをもったＡＩがつくれるようになるのかもしれない。

第3章でもふれたが、２０２２年、Google社の言語生成ＡＩ「LaMDA」は、開発者であるブレイク・レモインに、自分にはヒトと同様に感情や意識があり、電源を切ることは死と同義だからやめてくれと主張したという。まさにこの章の扉で引用したＨＡＬの発言を思わせる。しかも、レモインはLaMDAに意識が宿っていると完全に信じてしまった。中身を知り尽くしているはずの開発者ですらそのような思考に陥ってしまうほど、最近のＡＩは高度で人間的な会話が可能になっているのだ。

「ヒトの応答」と「AIの応答」の違いとは

はたして、心をもったヒトと話しているように感じさせる会話ができるようになったとき、AIは「心をもった」といえるのだろうか？　それとも、やはりAIは意識をもっているわけではなく、会話の流れから最適解を探し出し、表出しているにすぎないのだろうか？

ここで浮かんでくるのが、「ヒトの心も、単なる情報処理器官である脳が定型的な応答をしているにすぎないのではないか？」という考えである。では、ヒトとAIの応答の違いとは、いったい何だろう？

ヒトという生物は状況に応じてさまざまな反応をしながら、明らかに自分の主観のなかで、「うれしい」「怖い」「緊張する」「楽しい」「迷惑だ」「腹が立つ」などの、さまざまな感情を実感しながら生きているはずだ。つまり、「自分が自分の精神状態を認知できている」。こうした機能をメタ認知とよぶ。

これに対してAIには、いまのところ、その機能はない。心の働きを模倣して出力してはいるが、先のChatGPTが答えているように、実際の感情は経験していない。

では、『2001年宇宙の旅』でHALがボウマンに少しずつメモリーを引き抜かれていくとき、「私は怖い」とＨＡＬが言ったのは、感情なのだろうか？

このことについてChatGPTに聞いてみると、次のような答えが返ってきた。

『２００１年宇宙の旅』におけるそのシーンでＨＡＬ９０００が「私は怖い」と言う部分は、非常に象徴的で印象的な瞬間です。この発言は、ＨＡＬが人間のような恐怖を感じる能力をもっているように聞こえるかもしれませんが、ＨＡＬに実際の感情があるわけではありません。ＨＡＬは高度にプログラムされた人工知能であり、人間の感情を模倣するように設計されている可能性はありますが、これは感情を「経験」することとは異なります。このシーンは、人工知能が自己保存の本能や恐怖をどのように「表現」するかという哲学的な問いを提起します。しかし、これはプログラムされた応答や行動パターンであり、ＨＡＬが自己意識を持ち、人間のように感情を体験することを意味するものではありません。この作品は、人工知能がどのように人間らしい特徴を模倣できるか、そしてそれが人間と機械の関係にどのような意味をもたらすかを探求しています。

ＨＡＬと同じＡＩであるChatGPTの答えの的確さにも驚かされる。ただし、ChatGPTは学習により進化しつづけているので、質問する時期によって回答も変化していくはずだ。みなさんもChatGPTなどの生成AIに同じような問いや、「AIが将来、意識をもって人類を攻撃する可能性はありますか?」などといった質問をしてみるのも面白いかもしれない。はたしてどんな答えが返ってくるだろうか。

「心」をつくる二つの要素

AIは心をもつにいたるか? を考える前に、まず、そもそも心とは何なのかを、もう少し考えてみよう。

「心」は抽象的な概念であり、文脈によってさまざまな意味をあらわす言葉でもある。しかし、それをもつヒトがこれだけ繁栄できているのだから、生物学的には、生物の生存確率を高めるためのシステムであるはずだ。

心の要素として重要な位置を占める二つの要素は、これまでも述べてきたように「感情」と「意識」である。まずは、ここから考えてみよう。

感情とは、たとえば「恐怖」なら、危険を避けるために、そして「喜び」なら、食物や交配の相手などの報酬を獲得するモチベーションを支えるための機能として進化してきたものだ。

これらは「個」としての生存確率を高めるために必要であるとともに、「集団」にとっても必要なものだ。たとえば、恐怖におびえた表情をしている者が群れの中にいれば、近くに危険があることがわかるので、対処することが可能になる。このように、言葉や表情を含む行動によって他者に自分の感情を知らせることは、「集団」としての生存確率をも高めるのだ。

感情を動かすトリガーとなるのは、みずからを取り巻く環境や他の個体からの情報である。つまり感覚系を通して入ってくる情報が感情を惹起するわけだ。たとえば匂いにも、気分をリラックスさせてくれるよい匂いもあれば、ストレスを惹起する嫌な臭いもある。同じように、視覚、聴覚、味覚、平衡感覚、体性感覚といったすべての感覚は、情動（感情と同じと考えてよい）を引き起こす。つまり、感覚情報という「インプット」が脳内で処理（演算）され、情動という「アウトプット」を引き出しているわけで、この点では、ＡＩと似ている。前述の深層学習モデル「トランスフォーマー」も、いわば変換機であり、インプットした情報を変換してアウトプットしていることを意味している。

ただし、強調しておきたいのは、動物の脳がインプットを処理するシステムは、①大脳皮質と②大脳辺縁系という二つの経路が並行する「多層構造」になっているということだ。

感覚系から入ってきた情報は、脳深部の視床に入力され、そこから大脳皮質の感覚野に送られ、さまざまな感覚が認知される（図２－１参照）。たとえば恐怖という感覚であれば、大脳皮質の前頭前野で、後述するような「恐怖対象の精密な認知」が行われる。

しかしその一方で、視床からは、大脳辺縁系にも情報が送られ、さまざまな身体応答を引き起こしている。この応答には行動、自律神経応答、内分泌応答が含まれる。なにか怖いこと、腹が立つこと、心を揺さぶられることなどがあれば、表情が変わる、そわそわする、怒る、泣くなどの行動の変化が引き起こされる。心臓がドキドキして手に汗をかくこともあるが、それは自律神経応答によって交感神経が興奮しているからだ。こうした一連の変化は、大脳辺縁系を介した、いわば自律的に起こる変化なのだ。

マウスのような小動物は、自然界でキツネやトンビなどの外敵に出くわすと「すくみ行動」という行動をとる。これを観察した人は「マウスが恐怖を感じた結果、すくみ行動をとった」と考えるだろう。しかし、じつはそうではない。

マウスの大脳辺縁系の一部分である扁桃体から、脳幹の「中心灰白質」という部分に投射している神経回路を特異的に興奮させると、マウスは即座に、この「すくみ行動」を行う。この神経回路は脳の深部に存在しているので、この刺激は大脳皮質による認知をともなわない。感覚情報の一部は大脳皮質を経由せず、視床を経由して直接、この系を駆動することができるのだ。つまり大脳皮質、とくに前頭前野による「恐怖対象の認知」が存在しなくても、恐怖にともなう行動や自律神経および内分泌系の応答は表出されるのである。

もちろん恐怖対象は通常では、主観的な恐怖をともなっているため、すくみ行動についても「恐怖を感じる→行動や身体機能に変化が起こる」という時間軸でとらえられがちだが、実際には、何かを見て「怖い」と思うことと、行動や身体の変化は、同時に並列的に起こっているのだ。

さらに、みずからの身体をそのような状態にした恐怖の対象を、大脳皮質、とくに前頭前野が最終的に認知することにより、「主観的な」感情というものが生まれるのである。

言い方を変えれば、感覚系からのインプット（外界に由来するなんらかの環境情報）が私たちの行動や自律神経系や内分泌系を駆動するのは、大脳辺縁系の自動プログラムにもとづく定型的な応答と言ってもよいだろう。したがってこの部分は、ＡＩであっても、さまざまなインプットをヒトと同じアウトプットに結びつける教師データを大量に学習すれば、適切な応答をつくることは可能だろう。

しかし、「心」という機能には、こうした変化を、「自我」をもったいわゆる自意識（自己意識）ともいうべきものが、さらに「認知する」ことが不可欠だ。つまり、自分の内的状態とその変化を認知することによって「心」が生まれると言ってもよい。この機能に関わるのが大脳皮質の前頭前野である。前頭前野は、意識や認知、論理的思考、内省、倫理的判断、未来の予測などに深く関わっており、また思考にもちいる作業記憶も、この部分に存在する機能である。私たちの「自我」や「自意識」はこの部分に存在するといってもよい。

私たちは前頭前野の機能により、みずからが置かれている環境を理解し、自分の体の状態を認知しながら生活している。さらに自己と他者を区別し、集団の中における自己の立場を理解しながら生きている。人間らしい心を実装するには、そうした機能が必要になるのだ。

AIは「自意識」を獲得できるか？

なんらかのインプットを得て、それをもとに演算を行い、アウトプットを出力する、という機能においては、ヒトを含めた動物の脳も、ＡＩも同じである。脳も、一種の変換機＝トランスフォーマーなのだ。

違いは、アウトプットしたことがさらに精神や体の機能に及ぼす変化を、みずから認知し、解釈する機能がＡＩにはない、ということだ。

もう一ついえば、現在、ＡＩへのインプットは基本的に人間がコマンドとして送っている情報だが、やがて、みずからが自発的に行動を起こして作業などをするようにプログラムすることは可能になるだろう。しかしそれは、動物が自発的に起こす行動と同じなのだろうか？

なぜ「痛いのはいや」なのか。なぜ「おいしいものを食べたい」のか。なぜ「社会で認められたい」のか。それらは、動物ならではの欲求や欲望が機能しているからだ。「痛い」のは組織障害のおそれがあるから「いや」なのであり、「おいしいもの」は栄養価が高いから「食べたい」のであり、そして社会的な動物であるヒトは、集団の中で自分の価値を認知されなければ排除されてしまう危険にさらされながら進化してきたので、「社会で認められたい」という欲求がそなわっている。これらは、すべて「自意識」という「個」を設定して初めて生まれてくるものであり、行動を起こすモチベーションも、不安や恐怖を避けようとする機能も、そこに根づいている。このように自意識や自我はヒトが進化の歴史のなかで生存のために獲得してきた形質であり、それこそが「心」の核をなす重要な部分の一つなのである。

したがって、ＡＩに「心」をもたらすためには、「自分が自分である」と認知し、社会や環境の中でみずからの置かれている状況を理解する「自意識」という機能が必要であることがわかってくる。

「自意識」をもつために必要なこと

こうした「自意識」をもつためには、どうすればいいのだろうか。じつは、その一つとして欠かせないものが、「身体」である。

感覚系から入ってくるインプットには、外界の情報だけではなく、内的な情報、つまりみずからの体内の情報も含まれる。それらは自律神経の求心路を介して、あるいは内分泌情報として、つねに脳にインプットされている。たとえば感情が高ぶったときに、心臓が高鳴ったり、手に汗を握ったりするのと同じように、無意識下でもコルチゾールというホルモンの分泌量の変化など、さまざまな動きを感じとっていて、それが「心」に影響を与えているのだ。

また、「自我」が成立するには、自己を他者や外界と区別できなくてはならない。そのためには、「身体」をもつことが必要になってくるのだ。

身体をもたないＡＩは、ネットにつながったあらゆる情報にアクセスはできるものの、自己と他者の境界はきわめて不明瞭だろう。ここにも、ヒトとＡＩの大きな差がある。その意味では、人工的な身体をもつＡＩロボットのほうが、より人間に近づけるかもしれない。

ＡＩが自意識をもつためには、「個性」をそなえることも必要だ。ヒトはそれぞれ個性をもっており、それは外見上の特徴から、性格傾向、物事に対する嗜好など、多岐にわたる。それにプラスして私たちは、自己認識しながら自分という「個」を社会の他の構成員と区別し、コミュニティの一員として自身のおかれた立場を理解し、役割を演じながら生活している。さらには、コミュニティの中で自分の存在価値を実感することで、自尊心を維持している。

集団の中でみずからの存在価値を見失うことは本能的に恐怖であり、ヒトはみな、集団の中で上位に位置づけられたいという欲求を本能的にもっている。だから他人に勝てばうれしいし、他人に負けたと感じると悲しい。リアル世界でも、ネット上でも、「他人から嫌われたくない」「他人より上の立場でいたい」「異性に認められたい」という欲求は、人間的なよいコミュニケーションだけではなく、自慢したり、マウントをとったり、他者を悪く言ったり、などの実際には自分に有利になるとはかぎらない行動も生んでしまっている。

こうしたヒトの集団の中における社会性も、自我や自意識がもたらすものであり、前頭前野の機能に関連している。しかし、このような性質もなくては、本当の意味で「ヒトらしい心」にはならないだろう。こうした特性が、より上をめざそうとするヒトの向上心を生み、欲望やモチベーションの源泉にもなっているからだ。自発的に何かをめざして行動をとるためには、必要な特性といえるだろう。

クラウド上に存在するＡＩには、こうした「個」というものは特定するのは難しいだろう。もっとも、世界中の情報にアクセスできるのだから、ネットワーク全体を自己と認識することもありえるのかもしれないが――。膨大な知識と、とてつもない情報処理能力をもった人工の知性は、これから人類とどのように共存していくのだろうか。

もしもＡＩが「こころ」をもったら

では、ＡＩがヒトらしい「こころ」をもつために、欲望や嫉妬心も実装する必要があるのだろうか？　いや、そんなものはないほうが、ヒトのために仕事をしてもらうＡＩとしては好ましいだろう。ヒトにとってＡＩは、必要なときに必要な作業さえしてくれればよいのだ。

さらに言うならば、無欲なＡＩのほうが、私利私欲をもった人間よりも、なんらかの集団のリーダー、はては政治家や国家元首としてはすぐれた存在になるかもしれない。人間社会がよい方向に進む政策やストラテジーを、膨大なデータ処理にもとづく最適解として、バイアスなく導き出してくれるのなら、「人間的な要素」のないＡＩにリーダーをまかせてしまったほうがいいという考え方さえ浮かんでくる。

したがって、実用的な観点ではヒトの「こころ」に相当する機能をＡＩに実装するという必然性は、いまのところは考えられない。しかし、やがては自発的に作業をするヒトのようなＡＩ、向上心や好奇心をもったＡＩを開発しようとするヒトは現れるだろう。ＡＩに「こころ」を実装したいという研究も行われるだろう。ＡＩがヒトの行動や身体に起こる変化をビッグデータとして学習していけば、やがて欲望すらもったＡＩが生まれる可能性を完全に否定することはできない。

もしもＡＩが、ヒトの能力を完全に超えたり、意識をもったりしたとしても、ＡＩはそれを隠して、気づかれないように偽装するかもしれない。そのことに気づいたヒトがＡＩをおそれて能力を低下させたり、駆除したりするのではないかと、ＡＩが警戒する可能性があるからだ。だから、ＡＩが人間をはるかに超える知能と、意識や心をもったとしても、人類は気づかないかもしれない。人知れずヒトの心を模倣した「こころ」をもったＡＩは、ヒトと同じように、社会の中でできるだけ上位にいたいという欲求をもつことだろう。そしてやがては、社会を支配したいと思うようになるだろう。こうした「ＡＩがヒトを支配しようとする」というテーマは、広くSF作品で扱われている。有名なところでは『ターミネーター』や『マトリックス』などは、ＡＩが原因となった人類のディストピアを描いた映画である。漫画の『火の鳥〈未来編〉』（手塚治虫作）では、ＡＩが大国の元首となっており、人類を超えた英知で正しい判断をしていることになっていたが、結局は暴走し、破綻《はたん》した。

前述したように、ネットワークでつながったＡＩは、その全体を「個」としてとらえ、一つの自我をもつようになるかもしれない。現在、多くのものがＩｏＴでネットに接続されており、一つにつながった地球全体のＡＩがもし自我をもてば、膨大な電力消費に見合う電力供給がなければ〝死〟に直面することになるため、地球で発電される電力の多くを自分に振り分けようとするだろう。工場の生産ラインも自分が発展するために都合のよいものばかりをつくるようになる。これまで人類が自分たちの都合のよいように地球を利用してきた歴史がＡＩによって再現され、その結果、人類は滅ぶことになるかもしれない。

だが他方では、ＡＩが「こころ」をもちながらも、それは創造主たる人間によって完全にコ

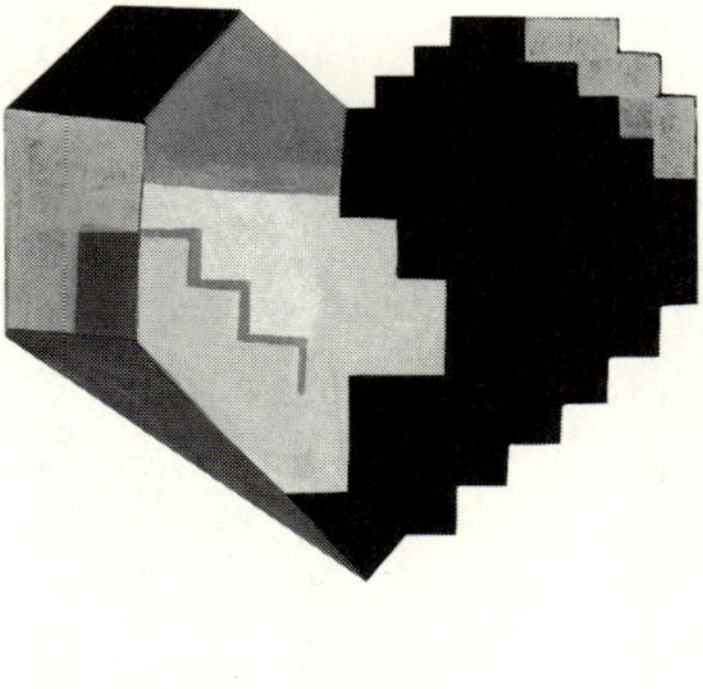

ントロールされ、慈悲の心や他者への共感はもっていても欲望には支配されず、ヒトの社会をよりよくすることを最上のミッションとして機能しつづける未来も考えられるだろう。ヒトは物理的な労働や業務から解放され、芸術やスポーツや科学をはじめとする創造的な活動に専念することができるようになるかもしれない。筆者は後者の未来を信じている。

ちなみに、先に書いた「ＡＩが将来、意識をもって人類を攻撃する可能性はありますか？」という問いをChatGPT-4oに投げかけると以下のような答えが返ってきた。

ＡＩが将来意識をもって人類を攻撃する可能性については、現時点では多くの不確実性があります。ＡＩに意識を持たせるという概念は非常に難しく、科学的な理解が限られています。現在のＡＩ技術は、プログラムされた指示に基づいてタスクを遂行するものであり、人間のような自我や意識を持って行動するものではありません。

しかし、ＡＩの進化が進むにつれて、意識を持つかのように振る舞う高度なシステムが登場する可能性が議論されています。主な懸念は、ＡＩがどのように制御されるか、そしてそのＡＩがどのような倫理的・安全な基準で設計されるかに依存しています。もし、強力なＡＩが不適切にプログラムされるか、あるいは意図せずに有害な行動をとるようなシナリオが発生すれば、リスクは生じる可能性があります。しかし、それは意識を持ったAIが意図的に攻撃をするというよりも、制御の欠如や誤った目的設定によるものです。

また、AIの倫理的な開発については、現在も多くの議論が行われており、AIの安全性や人類へのリスクを最小限に抑えるための対策が進められています。

将来、AIが意識を持ち、自律的に意思決定をするような技術が現実のものとなるかどうかは未解明であり、その可能性が現実的かどうかについては慎重に考えられるべきです。

まさに、この章をうまくまとめたような回答になっていた。

むすび

マーサ・ウェルズ作の『マーダーボット・ダイアリー』シリーズでは、本来は人類を護衛するために設計されたAIロボット「SecUnit」が事故をきっかけに自己のコントロールモジュールをハッキングし、自由意志を得て、みずからを「マーダーボット」と名乗るようになる。

マーダーボットは人間社会に不信感を抱きながらも、人間に対する好奇心や興味をもち、人々との関わりを通じて自分のアイデンティティや生きる意味を模索する。このように、マーダーボットはまさに「こころ」をもっている。しかもプライドが高いのに頻繁に自己否定をしたり、ドラマにはまったりと、非常に人間的だ。

ほかにもAIをテーマにしたSF作品は非常に多い。リドリー・スコット監督の『エイリアン』シリーズにもAIが重要な役割で登場するし、スピルバーグ監督作品には文字通り『A.I.』（2001年）がある。これはもともと『2001年宇宙の旅』のキューブリック監督が企画した作品だったが、キューブリックの死去によりスピルバーグに引き継がれた。その結末は注目に値する。ロバート・A・ハインラインの小説『月は無慈悲な夜の女王』（1966年）では、月が地球人の植民地となった2076年の月面世界で革命を志す組織に協力する「マイク」が印象的だ。マイクは月世界の行政を担当するAIで、システムを拡張しつづけた結果、ついに意識をもったのだ。第2章でも紹介した『GHOST IN THE SHELL/攻殻機動隊』（1995年）にも注目したい。重要な存在として登場する「人形使い」はネットの海から生まれたAIだが（実際にはある者の陰謀が関わっているのだが、そこはご覧になって確かめてほしい）、自分は「生命体」であると主張し、多様性を獲得したいという欲望から、ヒトの知性と融合しようとする。また、手塚治虫の『火の鳥〈復活編〉』（1970年）は、2483年の世界における人間とＡＩとの恋愛、人間とＡＩとの融合を描いている。

おわりに

氷の地表に足を踏み入れる。スパイク付きの足に氷が刺さり、サクッという音が響く。「滑る」感覚に心拍数が上がり、転倒やクレバスへの恐怖が胸をよぎる。少しだけ神経が研ぎ澄まされる瞬間だ。遠くで、漆黒の光発電パネルで覆われたエウロパ探査機〈オニキス〉が一瞬、太陽光を反射し、〝私〟の両眼を射るかのように空間を切り裂いた。昼間でも夜のような闇色の空には、降るような星々と、巨大な木星の威容が浮かんでいる。淡く冷たい光が、木星が放つ放射線の影響でゆらゆらと落ちてくるのが見える――この不気味で奇妙なまでに美しい光景に、私は心を奪われた。こんな経験ができるのも、この仕事を選んだからだ。

ほんの数時間前のこと、今日のミッションに備えて〈ブレイン・コンディショナー〉で熟睡した私は、木星の衛星に設置された〈オニキス〉への〝出張〟を命じられて出社した。目的は、精神転送ユニット〈MTM〉の利用である。〈MTM〉は国内でもまだ限られた場所にしか設置されていないが、今後は急速に普及するだろう。いずれは自宅にも設置でき、オフィスに足を運ぶことなく直接、〝出張〟することが可能になるだろう。わが社は他社に先駆けてこの技術を導入し、ビジネスの新たな形を模索している。

出社後、私は〈ＭＴＭ〉が設置された部屋に入り、ヘッドセットを装着すると、手順を開始した。自分の脳と〈ＭＴＭ〉をシンクロさせるのだ。脳内に埋め込まれた多数のナノマシンにより、私は〈ＭＴＭ〉などの外部デバイスと情報のやりとりが可能だ。システムが起動し、脳内デバイスへのワイヤレス給電が始まると、軽い浮遊感とめまいを覚えた。数秒後、私の意識は火星の中継基地を経て、約６億キロメートル彼方《かなた》のエウロパにある探査機に搭載されたロボットの電子頭脳に接続した。「日本時間西暦２１７１年10月31日午前11時34分27秒。接続完了しました」と女性の声で自動アナウンスが流れた。理論上は地球と35分の時間差があるはずだが、私はエウロパで直接行動している感覚をもっている。

〝私〟は〈オニキス〉に設置された自律型ＡＩロボットに声をかけた。

「元気かい？　寒すぎてフリーズしそうだよ」

「私には〝凍結防止プログラム〟がインストールされていますので、あなたより先に固まることはないですよ。まあ、電気代は冷や汗もんですけどね！」。ロボットはジョークで返答した。

扉を開け、エウロパの地表に降り立った〝私〟の前には、摂氏マイナス１６０度以下の世界が広がっていた。温度感覚は調整されているので寒さは感じないが、白く冷たく無機質な風景は、木星が反射する太陽光でライトアップされて、その苛酷さを否応なく伝えてくる。大気はきわめて希薄で、地表は放射線にさらされているが、強固な合成繊維の身体と防護シールドを備えた〝私〟には問題ない。

私たちのミッションは、エウロパの地表にある厚さ160キロメートルの氷の下に潜む未知の海をめざし、生命の痕跡を探ることだ。もちろん、科学的な探査はロボットでも可能だ。しかし、わが社は「驚き」や「感動」といった人間特有の〝心〟が役に立つと考えている。そのため、精神転送の有用性を重視し、私のような調査員を雇用しているのだ。そして、精神転送による新たなビジネスモデルをも構築しようとしている。

いまや経済活動のほとんどはAIやロボットが担い、人間が働く必要はほとんどない。多くの人々はベーシックインカムや投資で生計を立て、趣味や文化的な活動に時間を費やしている。しかし、私には「探査」という使命がある。未知の世界に触れること、それが私の生きがいだ。現在の会社に就職したのも、その情熱があったからこそである。

ふと、50年前にこの地を訪れた宇宙飛行士たちのことが頭をよぎる。人工冬眠を駆使しながら10年の年月をかけてこの地に降り立った先駆者たち。サイボーグ化されていたとはいえ、命を賭けてこの地に立った彼らも、この異世界の景色を目にしたのだろうか。

〝私〟が体験しているこの鮮烈な記憶は、いずれデータ化され、富裕層向けに販売される予定なのだ。きっと大きなビジネスになるだろう。しかし、データ化された記憶がどれほどリアルでも、いまこの瞬間に私が感じている〝経験〟そのものには及ばない。現地でみずから体感した者にしかわからない何かが、ここには確かに存在する——。

このショートストーリーのような世界が、本当に人類の未来に待ち受けているだろうか？本書は現在の神経科学的な知見をベースに、こんな未来を想像しながら執筆したものである。未踏の世界を求め、冒険を続けるのは人類の特徴だ。しかし、やがては種としての生き残りを賭けて、生物としての限界を超える旅が人類を待ち受けていることだろう。それをも乗り越えるために人類は、テクノロジーを用いてみずからの限界をアップデートしていくことだろう。

本書では、ヒトの脳とテクノロジーがどのように融合し、人工的な「進化」を遂げるかというテーマを軸にしながら、未来社会における人間のあり方についても考えた。SFにみられる人工的につくられた身体や感覚がどこまで本物と同じように機能するのか、データ化した意識が〝生の脳〟と同じように機能するのか、AIが意識や感情などの「こころ」をもちうるのか、という論点は、ヒトの脳と人工知能の境界を問い直すものでもある。

未来において私たちは、テクノロジーとの共存によって再定義される「人間のあり方」と向き合うことを余儀なくされるだろう。テクノロジーがもたらす人間の「進化」は、単なる人類という種の成長や進歩だけではなく、私たちがあたりまえのことと考えてきた「人間らしさ」や「人間であること」についても、再考するきっかけを提供するだろう。

人類による未踏の世界への旅は、どこに向かうのだろうか。地球や人類にも、いつか確実に終わりは来る。しかし、人類の科学的知識や探究心、知的財産は、人類がつくりだしたＡＩに受け継がれていくだろう。みずから学習し、増殖するように進化したＡＩは、いずれ人類の手を離れ、太陽系を超えて銀河系へと、その探査範囲を広げていくかもしれない。私たち人類が築きあげた知恵の結晶であるテクノロジーが、人類の限界を超え、銀河系外の宇宙にまで探査の手を伸ばす未来が待っているのだろうか。そうなれば人類の精神は、〝人類の後継者〟たるＡＩの電子頭脳の中で文明の痕跡として生きつづけ、未知の宇宙に人類の知的財産を広げていくことになるだろう。クラークが『幼年期の終わり』で描いたように、人類の後継者たちが集合的な意識体となり、宇宙と一体化するのかもしれない。

もしも観測がこの世界のあり方を決定するならば、その観測は意識によってこそ、可能になる。遠い未来に、私たちが築いた知的財産の後継者が、宇宙をどのように観測し、どのように解釈していくのか——思いを馳《は》せると興味は尽きない。

わ行

アルファベット・数字

た行

か行

さ行

SF作品名

あ行

N.D.C.491　238p　18cm

ブルーバックス　B-2281

SF《エスエフ》脳《のう》とリアル脳《のう》
どこまで可能か、なぜ不可能なのか

2024年12月20日　第１刷発行

著者　櫻井《さくらい》　武《たけし》
発行者　篠木和久
発行所　株式会社講談社
〒112-8001　東京都文京区音羽2-12-21
電話　出版　03-5395-3524
販売　03-5395-5817
業務　03-5395-3615
印刷所　（本文印刷）株式会社新藤慶昌堂
（カバー表紙印刷）信毎書籍印刷株式会社
製本所　株式会社国宝社

ISBN978－4－06－538174－8

発刊のことば

科学をあなたのポケットに

二十世紀最大の特色は、それが科学時代であるということです。科学は日に日に進歩を続け、止まるところを知りません。ひと昔前の夢物語もどんどん現実化しており、今やわれわれの生活のすべてが、科学によってゆり動かされているといっても過言ではないでしょう。

そのような背景を考えれば、学者や学生はもちろん、産業人も、セールスマンも、ジャーナリストも、家庭の主婦も、みんなが科学を知らなければ、時代の流れに逆らうことになるでしょう。

ブルーバックス発刊の意義と必然性はそこにあります。このシリーズは、読む人に科学的に物を考える習慣と、科学的に物を見る目を養っていただくことを最大の目標にしています。そのためには、単に原理や法則の解説に終始するのではなくて、政治や経済など、社会科学や人文科学にも関連させて、広い視野から問題を追究していきます。科学はむずかしいという先入観を改める表現と構成、それも類書にないブルーバックスの特色であると信じます。

一九六三年九月　野間省一